I0761388

Desfibrilador

GILRAEN EÄRFALAS

Desfibrilador

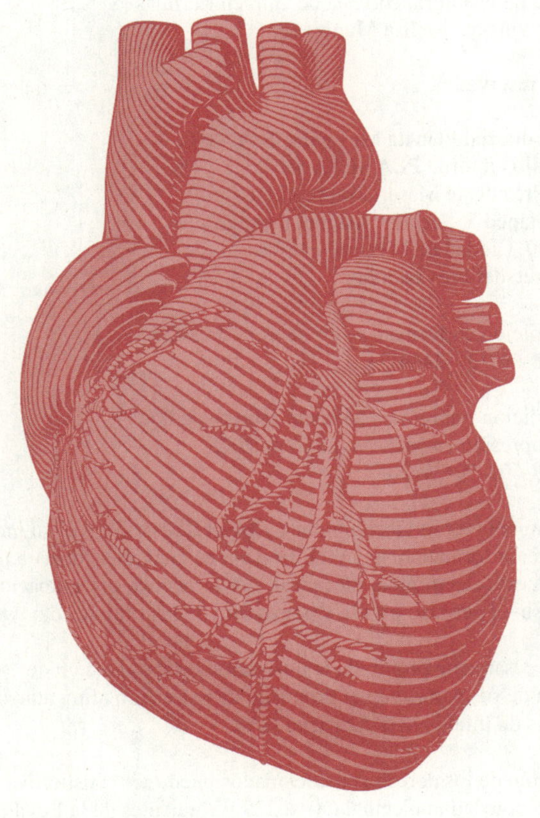

Siente cada palabra como un latido

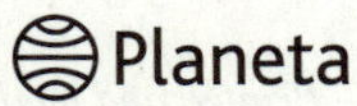

Diseño de portada: Planeta Arte & Diseño / Estudio Land
Fotoarte de portada: realizado a partir de imágenes de © Getty Images
Fotografía de la autora: cortesía de Gilraen Eärfalas
Diseño de viñetas: Melisa Muñiz

Bajo el sello editorial PLANETA M.R.
Avenida Presidente Masarik núm. 111,
Piso 2, Polanco V Sección, Miguel Hidalgo
C.P. 11560, Ciudad de México
www.planetadelibros.com.mx

Primera edición en formato epub: febrero de 2025
ISBN: 978-607-39-2446-7

Primera edición impresa en México: febrero de 2025
Sexta reimpresión en México: junio de 2025
ISBN: 978-607-39-2412-2

Impreso en los talleres de Corporación en Servicios Integrales de Asesoría Profesional S.A. de C.V. Calle E No. 6, Parque Industrial Puebla 2000, C.P. 72225, Puebla, México.
Impreso y hecho en México – *Printed and made in Mexico*

Doctor, dígame
¿cómo vuelvo a tener un corazón
después de ver tanto dolor?

Pase de visita

El arte de la medicina consiste en mantener al paciente
en buen estado de ánimo
mientras la naturaleza lo va curando.

Frase atribuida a Voltaire

ÍNDICE

NOTA DE INGRESO

NOMBRE PACIENTE:	XXX	X / X / X
NOTAS:		

Paciente femenino de 25 años, acude al servicio de urgencias por presentar dolor precordial intermitente de tres días y doscientas noches de evolución.

La paciente refiere que su malestar también habita en un cuerpo ajeno y se intensifica cuando este la mira y no la ve.
Se toca los labios, pero asegura que se los han llevado; se toca el pecho y menciona que lo que está adentro no es suyo. Me pregunta si la escucho, porque dice que ella no puede hacerlo.

A la exploración física la encontramos consciente, desorientada, letárgica, mirada impetuosa, pupilas contradictorias. La paciente responde al interrogatorio con versos y metáforas (nadie entiende nada). No presenta datos de dificultad respiratoria, campos pulmonares con vástagos de amapolas, murmullos inoportunos, sibilancias implorantes. Movimientos de amplexión y amplexación poco habituales.

A la auscultación encontramos susurros y gritos provenientes del foco mitral: un hombre pide ayuda, lo han encerrado en contra de su voluntad. Una mujer llora, no logramos encontrarla, pero sospechamos que está alojada en la garganta.

En el abdomen se escucha música fúnebre, baja y persistente. En el ultrasonido se observan restos de orugas que no pudieron eclosionar. Las mariposas agonizan, algunas otras, quieren escapar, golpean las paredes del estómago, rompen los tejidos, la paciente nos hace una petición: «sálvelas, por favor».

La paciente es ingresada, se mantendrá bajo observación.

NOTA:

Indicaciones

- Asignarle un cuarto aislado.
- Favor de no sedarla.
- Realizar un ecocardiograma con estrés lírico.
- Una tomografía de corazón cerrado y abierto: observar la mecánica de sus puertas con enfoque al pasado.
- Endoscopia con toma de biopsia.
- Estudios preoperatorios.
- Interconsulta a psiquiatría.
- Realizar angiografía, se sospecha de obstrucción por recuerdos.
- Personal de enfermería: no importa cuánto lo pida la paciente, no le hablen de amor.
- Darle una pluma y una hoja con la condición de que escriba en prosa.

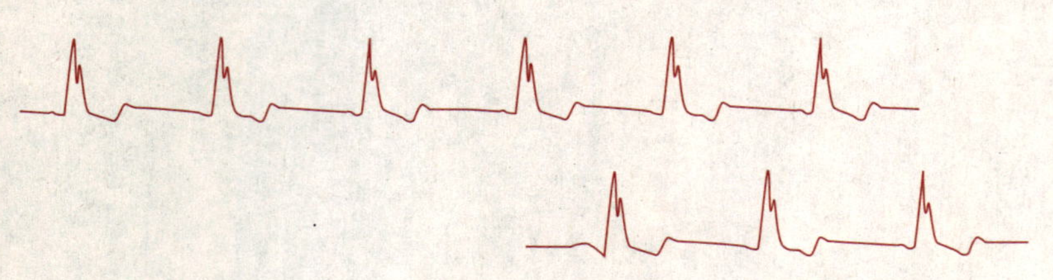

PRIMER DÍA

Doctor, no son latidos,
es clave morse.
Alguien está pidiendo auxilio.

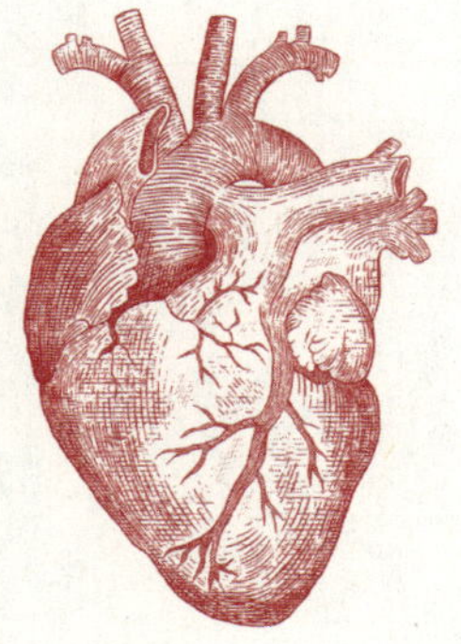

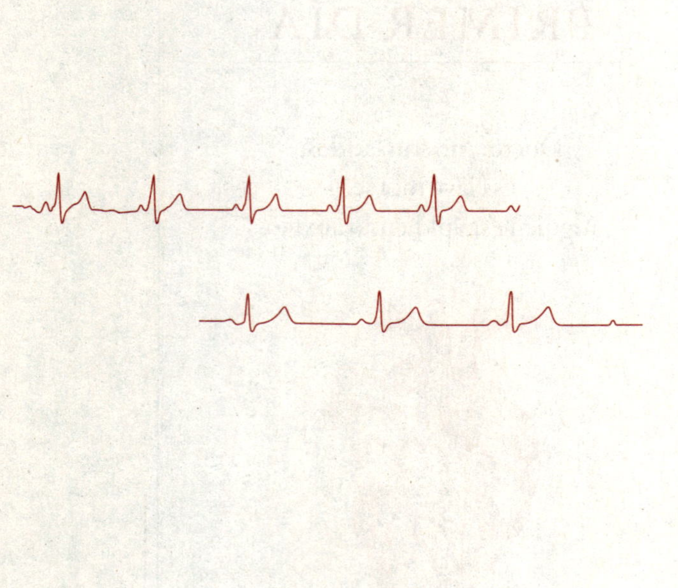

Es más importante conocer
a la persona que tiene la enfermedad
que la enfermedad que tiene.

Hipócrates

Querer curarme pero quererte al mismo tiempo y solo poder escoger una opción. Las dos no son compatibles en mi cuerpo.

Querer decirles dónde te escondes, pero tener miedo de que te quiten al encontrarte, porque estás obstruyendo el paso de la página en donde tu nombre no se escribió más.

Querer que nada me duela pero eso implica no volver a sentirte, porque es lo único que me queda de ti. Estoy segura de que no siento amor, te pienso y no hay un signo en mi rostro de rubor, ni siquiera una media sonrisa que salte para contradecirme, ni mis piernas se erizan, ni mi lengua te busca, no cierro los párpados para encontrarme contigo, ni me cubro los oídos para ahogar el silencio y en el eco del vacío de mis palmas escuché tus pasos de regreso, porque tu voz… tu voz ya no la recuerdo (agrégame otra patología: la mentira). Están muriendo todas las partes que besaste, las partes en las que alojaste un poco de tu vida, date cuenta, también estás muriendo, ¿no harás nada?

Me dueles en la garganta, en los ojos, en las manos y en las rodillas más de lo que deberías dolerme en el pecho. Me dueles en el futuro y en el pasado; en la historia que escribirás sobre otros brazos. Me dueles en la página en blanco, en la poesía no escrita, en todas las canciones y en las heridas que no me he hecho.

¿Cómo se explica esta forma
de sentir lo que no tengo?

Diagnóstico: negación crónica, dolor crónico por pérdida somatizada.

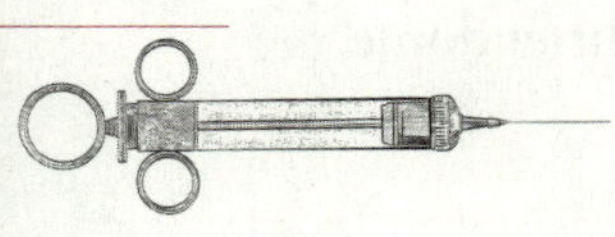

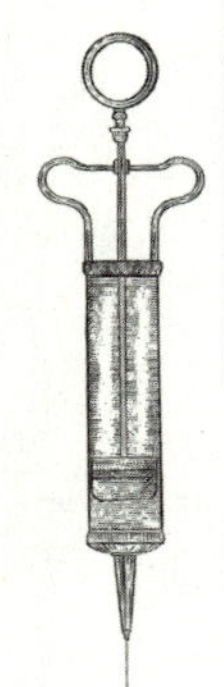

TERAPIA INTENSIVA

Tengo miedo de mí,
de creer mentiras que mantengan mi corazón
con tratamiento paliativo,
de pensar que aún nos queda tiempo,
que mañana voy a despertar
y ya no sentiré este vacío en el ventrículo derecho.

He llorado tanto
que es raro que aún no tenga
un choque hipovolémico.

Hay metástasis en distintas partes de mi alma,
pero una tomografía
no me ayuda a localizarlas.

Sé que algo me duele,
no puedo indicarlo en ningún cuadrante
solo siento que irradia.

Tengo miedo de ti,
de que me mientas para no seguir hiriéndome,
de que sigas ligándome venas
y entonces,
ya no encuentre retorno,
de que solo seas morfina
en mi enfermedad.
La muerte es inminente,
pero me haces creer
que todavía quedan tres días más.

Tengo miedo de ti,
de que conviertas mi vida
en datos para una historia clínica,
inconclusa,
mal redactada,
que la evolución solo sea poesía
y el diagnóstico tenga una pregunta:
¿hasta cuándo uno decide que es suficiente?

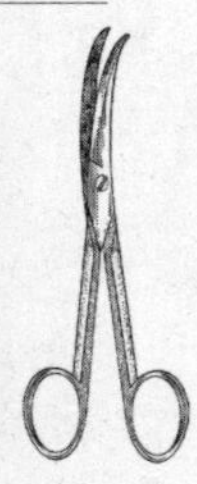

¿El tratamiento?
¡Quitar el estímulo lesivo!
Un adjunto de hoja de referencia
¡Que se haga cargo otro!

Un tanatólogo
que me diga qué se gana con la pérdida.

Un cardiólogo
que me explique cómo se vive con un corazón ajeno
aquí en el pecho.

Solo dame once benzodiacepinas,
yo me ocupo del resto.

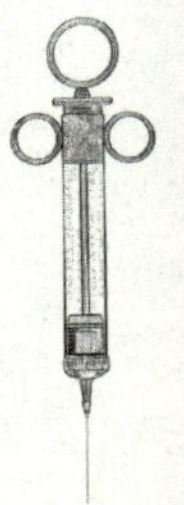

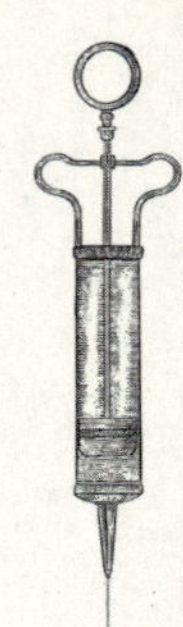

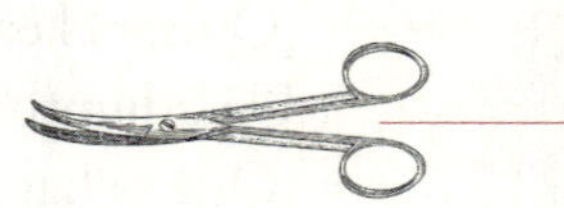

INTERCONSULTA A PSIQUIATRÍA

¿En dónde se encuentra la cura?

¿Hablando contigo?
¿Sobria o con píldoras?

Una en la mañana, una en la noche
y el resto del día vivo entre neblina.
Mi estómago está sedado,
mi lengua anestesiada, ya no pide de beber,
mis recuerdos se diluyen,
no sé qué hice ayer,
el mediastino vacío,
sonrisa artificial por drogas de la felicidad,

¿a qué costo, señor?
¿En qué sesión comienzo a sanar?

¿Y si mandas a patología mis lágrimas
podremos ver a quién le lloro más?

Cúrame el alma,
no me llenes de brebajes,
ya no hay especialista que me falte.

Querido doctor,
¿por qué esta enfermedad es peor
que la neuralgia?
Siento que debajo de mi rostro se forma
un tornado,
pero mis análisis dicen
que me lo estoy inventando.

¿Me cree usted?
¿Por qué siento que no me cree?
¿Por qué siento que nadie me cree?

No estoy sangrando,
pero le juro
que estoy muriendo.

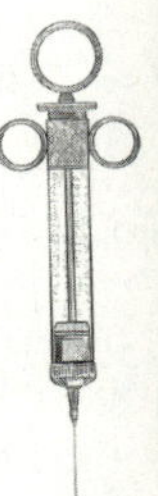

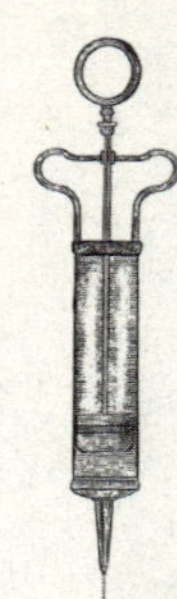

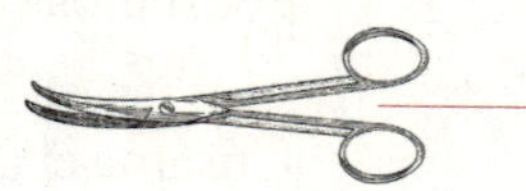

INSUFICIENCIA CARDÍACA

Reporte de ecocardiograma

Me enamoré de un cardiólogo
que no sabía nada del corazón.

Fue mi enfermedad,
la causa de mi afasia,
mi latido faltante.

¿Qué esperaba de ti?
Acostumbrado a la muerte,
criado en la humillación,
sordo ante los llantos,
¿cuándo te perdiste, amor?
¿En qué matraz escondiste tu alma?
Abre la boca, bestia, ¿dónde está el humano?
Te acercas a mis labios,
cierras los ojos,
¿temes mirar a quien le has hecho daño?

¿Fui un número de cama,
una estadística en tu gráfica
o me llamaste por mi nombre?
¿Soy recuerdo o soy archivo clínico?
¿Me amaste o solo soy antecedente?
¿Espejismo o falso positivo?

¿Me olvidaré de ti o me daré de alta?

Diagnóstico: síndrome de idealización del especialista.

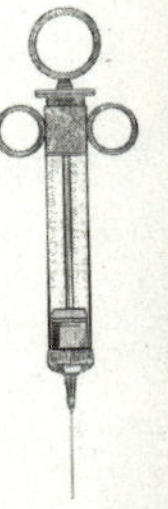

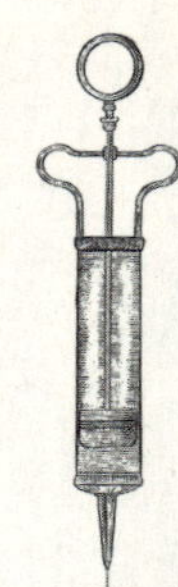

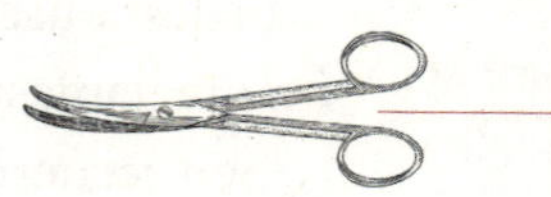

NO REANIMAR

Si alguna vez vuelvo a tu puerta,
no pongas tus manos sobre mi pecho,
no masajees mis restos,
no restablezcas el ritmo
de un corazón que olvidó cómo latir.

Guarda los electrodos,
no interpretes las plegarias de mis ojos,
aleja el bisturí,
no arregles lo que dejaste morir.

No asistas mi respiración,
no descargues promesas con sabor a mentira
quizá sirvan para otra en otra vida,
pero no en esta.

Déjame ir,
sella el informe,
la orden es clara: no reanimar.
Mira la firma, ha aparecido la tuya antes que la mía.

¿Para qué revivir lo que quisiste terminar?

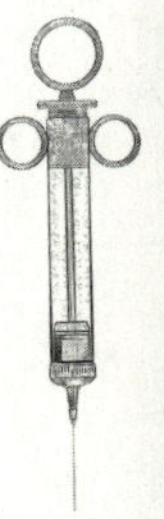

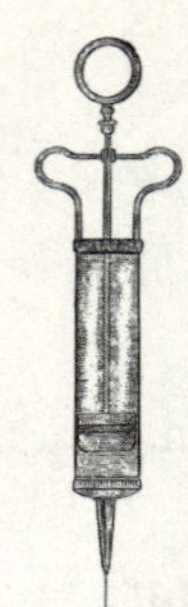

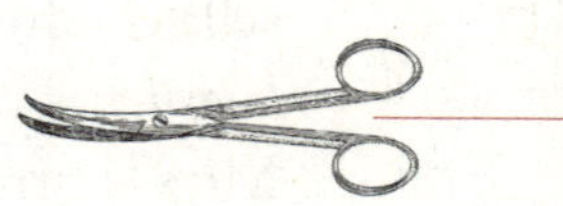

ARRITMIA

[Alguien se robó un latido]

Con el estetoscopio lo busco,
en este corazón enfermo,
tanta gente en cuatro habitaciones
¿dónde se perdieron mis restos?

En el segundo espacio intercostal derecho
escucho los zapatos de una pareja de baile,
no se aprendieron la coreografía,
improvisan, se empujan, se pisan,
se tensan, se gritan,
Diástole culpa a Sístole
por sus dos pies izquierdos,
lo corre del departamento.

Del otro lado,
un par de esposos disfuncionales,
a la medianoche,
uno sale de puntitas
que nadie se dé cuenta de que en sus brazos
lleva a un niño,
ya no soporta vivir entre gritos.

En el tercer espacio,
se besan dos enamorados,
se muerden hasta ponerse azules los labios,
se quedan sin aliento,
mueren en cada orgasmo,
y el vecino de abajo
del ápex cardíaco
golpea con una escoba el techo,
que dejen de hacer ruido,
está cansado,
desde hace tres días no ha dormido.

¿Él tendrá lo que he perdido?

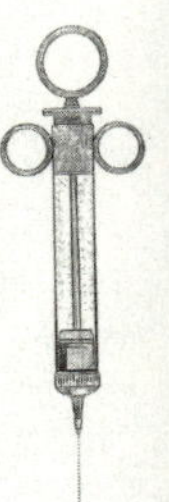

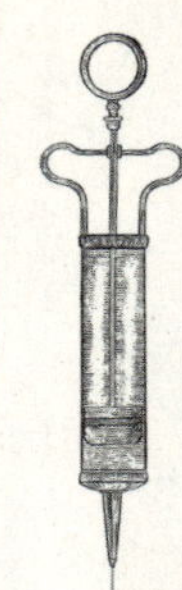

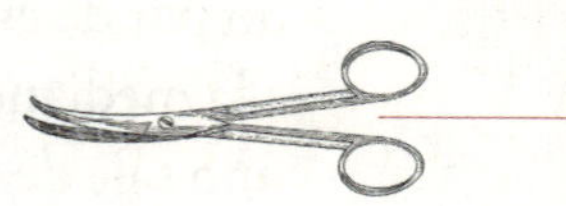

HIPOTERMIA

Me quité la ropa
buscando darle calor a tu cuerpo frío,
buscando salvarte,
o buscando salvarme.

No te vayas ahora
que estoy conociendo el amor,
estoy sintiendo por primera vez
lo que es sentir un poquito de vida,
¿me entiendes?
Siento que existo cuando te veo vivir…
conmigo.

El vapor sale de mi boca al tocarte,
estás helado, vida mía,
tú, que hiciste germinar mi corazón seco,
¿qué le diré a las peonías que crecieron para ti?

Te abrazo,
queriendo retenerte,
¿a ti o a lo que ya no eres?
Pero no te estás moviendo,
tengo entre mis manos un pedazo de hielo,
tan ajeno,
tan lejano,
y ahora que te vas,
¿a dónde iré yo?

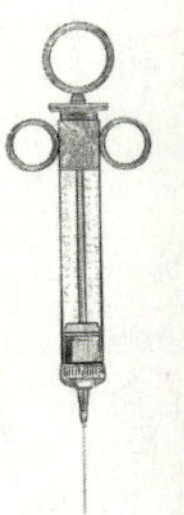

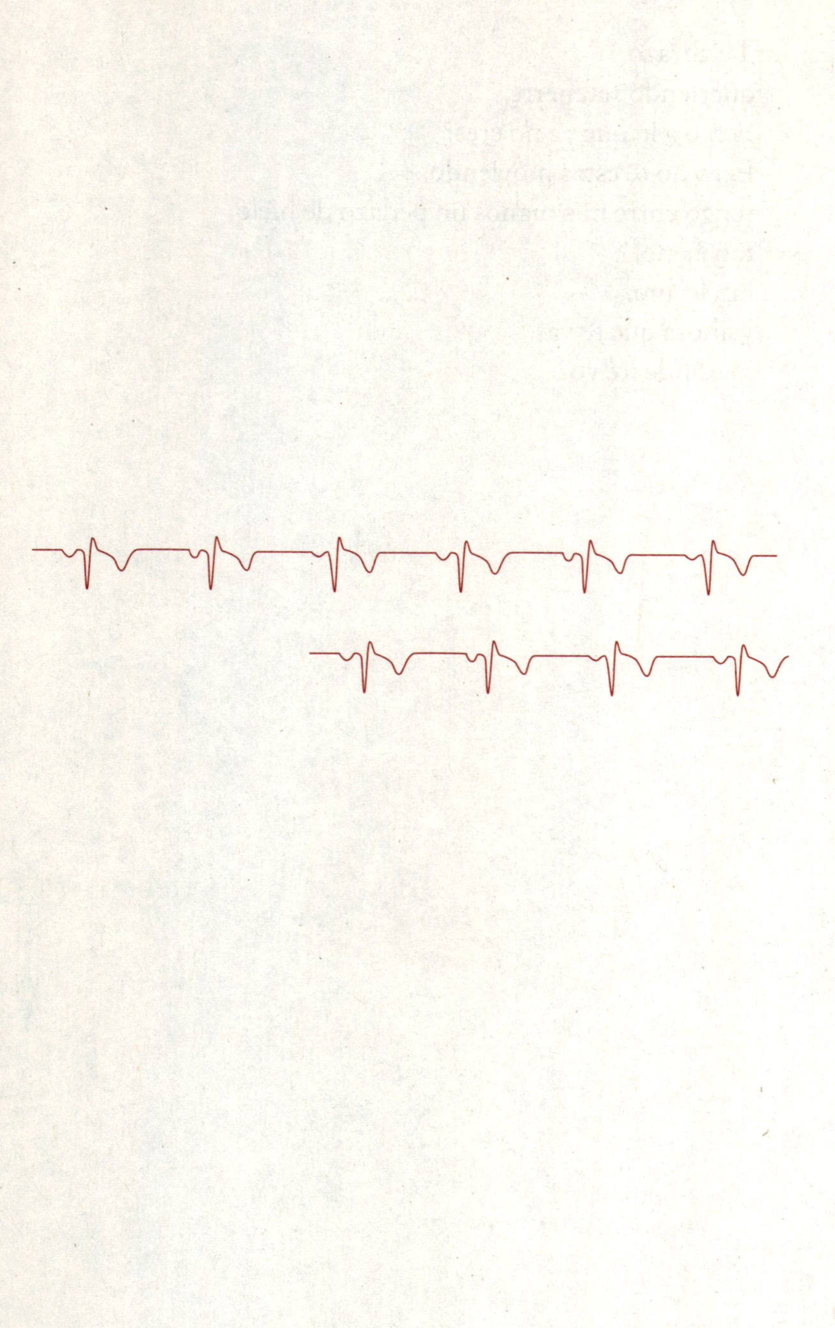

SEGUNDO DÍA

Doctor, si me tomo esa pastilla,
quizá se vaya el dolor...
pero entiéndame,
esto es lo único que me queda de él.

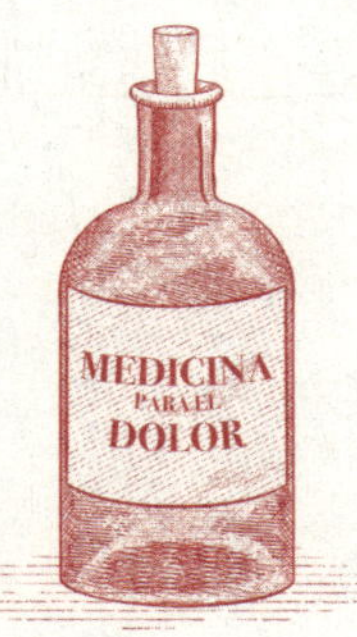

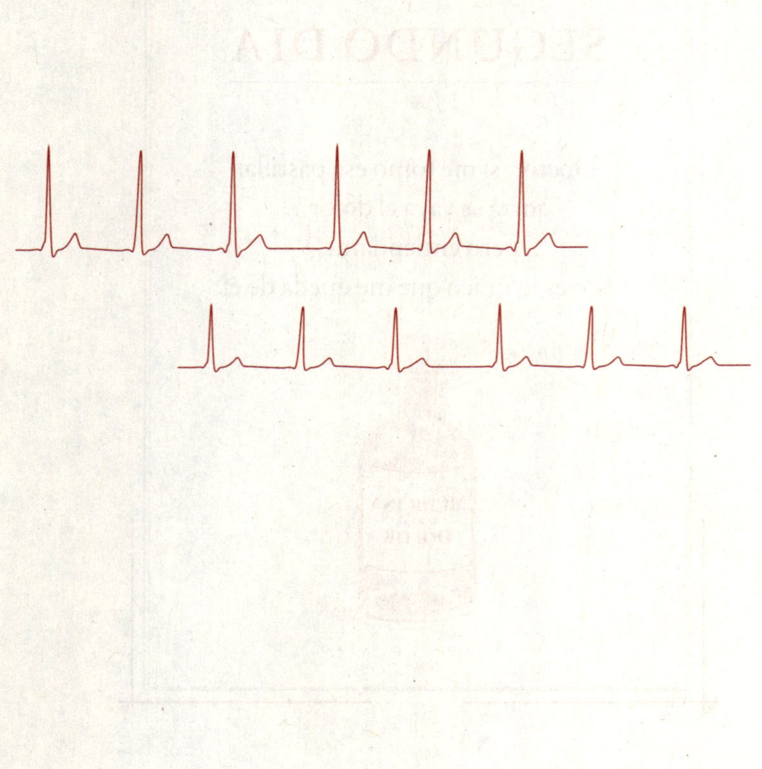

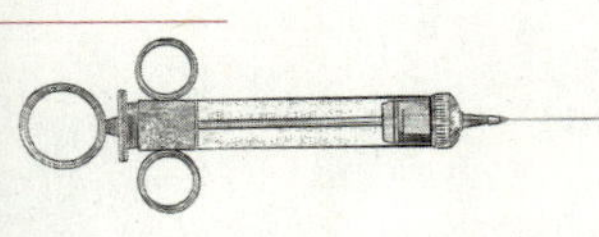

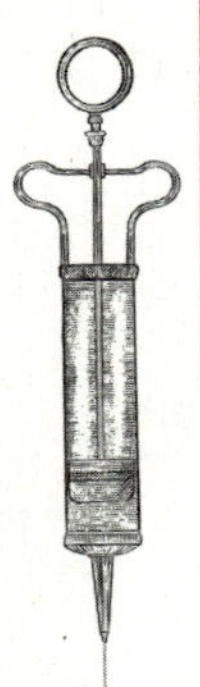

MARCAPASOS

Tic, tac, tic, tac…
¿Quién es?

A veces quiero atravesarte,
solo para que te calles
¡él no nos quiere!
¿No entiendes?

¿Qué forma de suicidarse es esta?
No voy a llamarlo,
olvida su nombre,
aprende a latir sin él.

Que nunca nos quiso,
¿no ves cómo te ha herido?

Quisiera estrangularte,
usar tus arterias de cuerda
colgarme del ángulo de su mandíbula
o de su sonrisa,
de sus cejas,
o de su nariz,
hacerme ovillo en el bermellón de su boca y…
¡que no!,
corazón,
¿por qué interrumpes mi poema?

Quiero ayudarte a ya no quererlo,
quiero sacarte su nombre de la boca
como quien quita un cáncer,
y se trae el tumor
con un reborde de tejido sano,
por si acaso.

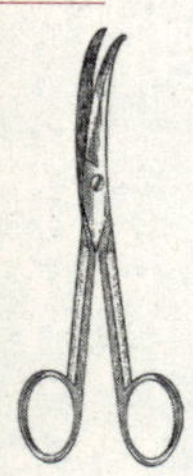

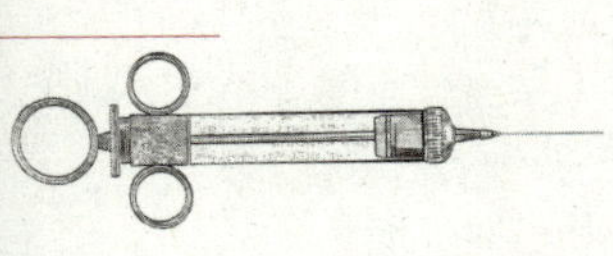

RADIOGRAFÍA

¿Qué hay dentro?
Explíqueme.

En este cautiverio,
esta jaula de costillas,
¿Acaso Dios nos abarrotó el corazón?
Y yo tan ingenua lo vendí al peor postor.
Una metáfora de la anatomía,
encerramos lo que cuidamos
o de lo que nos cuidamos.

¿Qué hay ahí?
Atorado en mi tráquea
un beso extraviado
que no trago y no escupo.

En el pulmón derecho se observa un derrame,
¿lágrimas o sangre?

Tengo lesionado el diafragma por reír mientras agonizo,
porque me he hecho experta en disfrazar la tristeza,
pero hoy no he tenido la fuerza.

Mírame con ojos de radiografía,
debajo de la piel,
examíname con manos de percusionista,
me estoy desnudando delante de ti,
estoy dejando que me toques la herida.
Tengo que hacerme cargo de siete cuerpos,
mientras sigo intentando mantener el mío con vida.

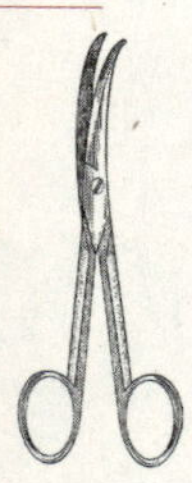

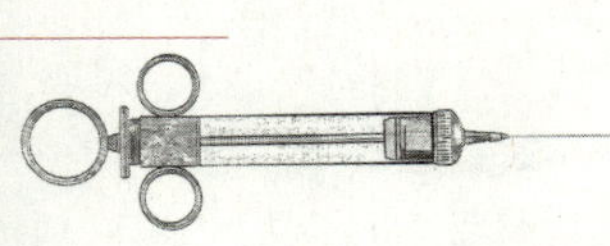

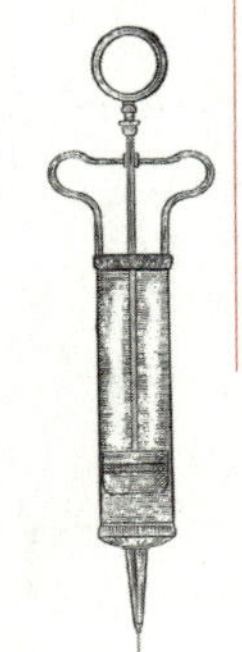

CÓDIGO AZUL

—¿Por qué lo resucitó, doctor?
—Por envidia.

¿Qué se cree que es para restregarme en la cara el lívido color de mi profundo deseo?

Es absurdo. Él tiene todo para quedarse, y se esfuerza por desplomar sus constantes. Qué insolencia o qué privilegio. Irse cuando te esperan. Afuera le lloran, se arrodillan, los clamores ahogan la sala de espera. Yo, en cambio, llego a mi departamento, y el silencio es quien me acosa, no hay más que el eco de mis pasos intentando, inútilmente, llenar el vacío de mi vida ocupada.

¿Quién esperará en la sala el día que yo me vaya?

He tomado cientos de manos, he escuchado miles de últimas palabras, confesiones dignas de cadena perpetua. Cada mirada, cada lágrima absorbida por la tela de esta bata. Algún día ¿una será por mí? ¿Quién le llorará a este hombre solitario?

—Buen hombre, ¿dónde ha dejado sus zapatos? Permítame tomar su lugar. Quien debe morir esta noche soy yo.

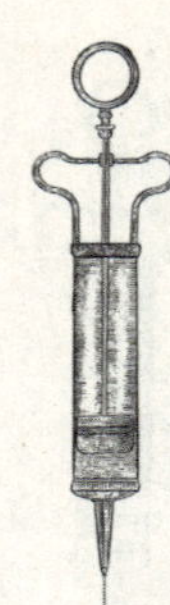

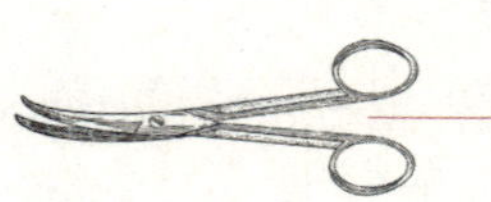

JURAMENTO HIPOCRÁTICO

¿Juras por un dios en el que no crees?
Apolo, Asclepio, para ti ¿quiénes son ellos?
Levantas la mano,
repites un rezo:
«no voy a dañar»

¿y a mí qué me has hecho?

No usarás cuchillo,
pero sí usarás palabras con filo
para quitarme mi poca cordura y estabilidad,
dirás que me quieres,
¿para qué me quieres?
Si soy una desconocida para tus padres,
una obsesiva para tus amigos,
un experimento para tus clases,
un paciente para tus estudios.

Entrarás a la casa para el bien del doliente,
contéstame, ¿qué hiciste detrás de mis paredes?
Fuiste mi efecto nocebo,
la dosis letal,
la pinza olvidada,
el falso positivo,
el accidente autoprovocado,
mi amor autoinmune.

¿Qué diría Hipócrates
si supiera
que tomaste nota de mis dolencias,
mis antecedentes,
y estudiaste la herida que me costaba sanar,
solo para saber por dónde golpear?

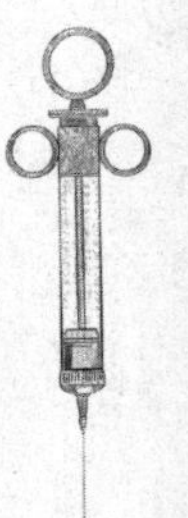

¿A quién hospitalizan
por tristeza?

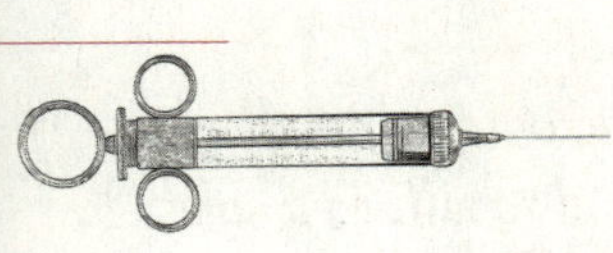

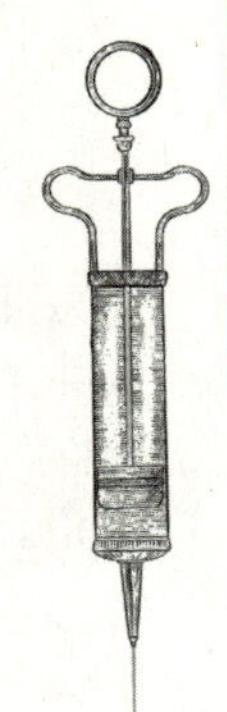

NOTA PREOPERATORIA

La diferencia entre la medicina y el veneno es la dosis.

Paracelso

Antes de la cirugía, la paciente me dio una hoja de instrucciones:

Si pudiera tocarme como lo hizo cuando pretendía quererme. Cuando entró en silencio a remover mi coraza y, como araña, entretejió sus palabras mientras jugaba a ser el fragmento perfecto para mi inútil corazón.

Y cuando mi piel esté abierta y escuche mi vida en el monitor, mis ojos cerrados, mi fragilidad empapando el suelo, ojalá se acuerde de que también lo quise...

Quise al que se esconde detrás de los espejos, al que está afuera de los pasillos blancos, al que llora cuando sonríe, al humano detrás de las palabras técnicas. Te quise afuera de los aplausos, con la inestabilidad de mis decisiones mal tomadas, y aún dormida, sin poder respirar por mí misma, sabes bien, que mi cuerpo sigue reaccionando a ti.

Cuida de tus incisiones, recoge los pedazos que estallaron con tu ausencia, mándalos a estudiar y lee el resultado a solas. Procura la hemostasia de los vasos que tomaste de mi boca. Que te limpien las lágrimas, no contamines el área. Que pongan música, no sea que te escuchen suplicarme despertar.

¿Quién habló de la anestesia?

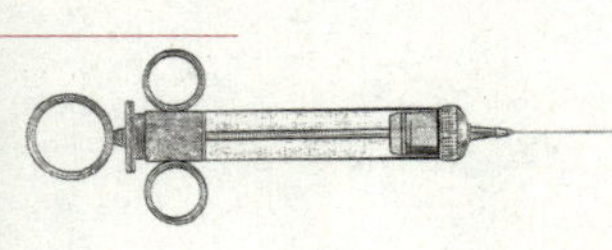

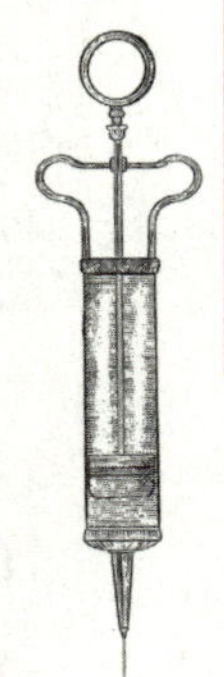

ENFERMEDAD DE LA MEMORIA RESIDUAL

¿Dónde me duele?
Junto a tu vacío,
en la historia que escribí para otros,
usando nuestros nombres.

Duele la casa sin tu aire,
aunque nunca la habitamos,
nunca la compramos.

Me duele verte con la mujer con la que te casaste,
aunque no te has casado,
aunque todavía no te veo.

Nuestros niños lloran
y no nacieron.

Duele la última canción que bailamos,
pero tú nunca bailas.

¿Dónde me duele exactamente?

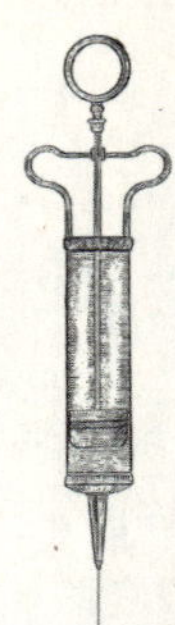

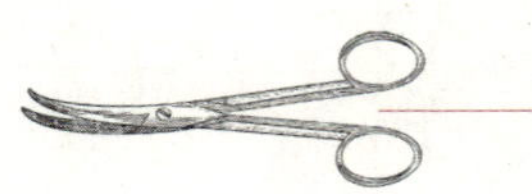

CIRUGÍA DE URGENCIA

¿En qué latido te perdí?
¿En qué foco cardíaco te encuentras?
¿En cuál cámara olvidaste mi nombre?

Sigo siendo tu paciente experimental
que permanece en vela en la sala de espera,
aguardando el resultado de la biopsia
que tomaron de mi hipocondrio derecho;
el sitio donde dejaste un último beso.

¿Quién me ingresará a cirugía de urgencia
para disecar cuidadosamente
tu adiós y que quede intacto el recuerdo
de cuando me miraste con la misma sorpresa
de un niño que ve una estrella?

Quiero arrancarte,
desprenderte con mis uñas,
seccionar el área que me hace amarte,
pero no olvidarte,
nunca olvidarte.

Te culpo por este deseo irremediable
de querer extirparme los ojos,
porque me niego a
ver una vida
donde tú no me ves.

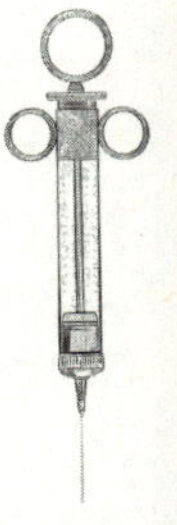

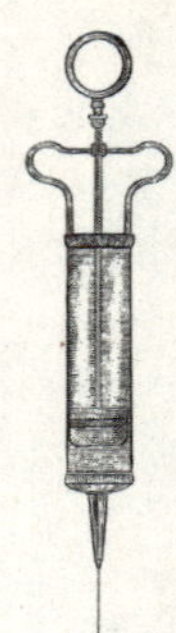

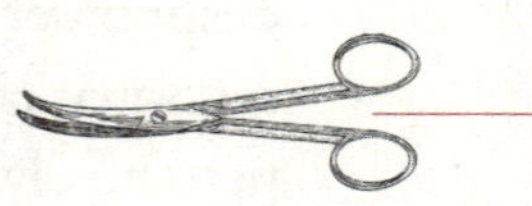

HISTORIA NATURAL DE LA ENFERMEDAD

La medicina es el arte de acompañar
al sepulcro con palabras griegas.

Enrique Poncela

Doctor, créame,
él me contagió,
ha infectado mi cerebro,
porque tengo recuerdos que no sucedieron,
ha infectado mis ojos,
porque lo veo a mi lado, aunque ya se ha ido.

Tengo un daño en la lengua,
arde desde que no lo pruebo,
una parálisis de Bell
cuando mi boca toca a otra,
no sé besar a otra persona.

Mis pestañas se caen de mis ojos,
y las cuento esperando dormir,
pero termino pidiendo deseos,
que se vuelven plegarias,
galopar en sus párpados,
navegar por su torrente,
hacer casa en su frente,
esconderme como virus encubierto,
como él lo ha hecho
cuando en sus pupilas dilatadas,
cual gato en la madrugada,
mi espejo fue su mirada.

¿Realidad o delirio?
Aísleme, limíteme el daño,
áteme los puños,
me estoy arrancando la costra
como quien abre un sepulcro,
y debajo de la tapa
todavía lo escucho.

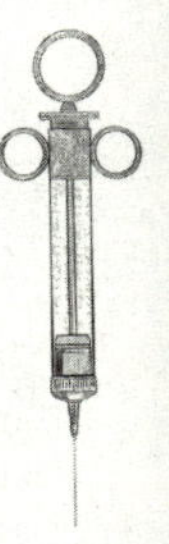

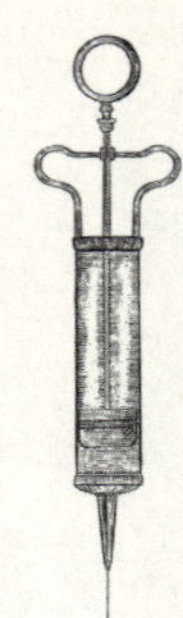
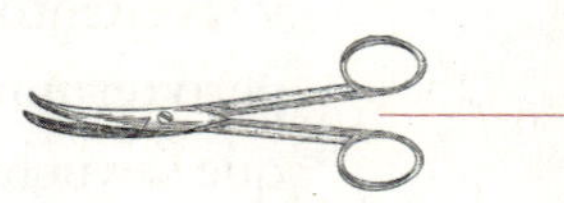

INTOXICACIÓN POR *DIGITALIS*

Los girasoles que habitan mis ojos
te buscan en cuanto amanece,
se marchitan cuando te escondes,
se desnudan para que los deshojes.

El cielo estrellado se forma en tus pecas,
he echado raíces en tus piernas.
Tú, mi color amarillo;
yo, el sembrador de tus lirios.
Mi espalda fue arada con tus uñas,
ahora crecen amapolas
que sueñan que tu sonrisa es su cuna.

Fui la anciana en pena,
el autorretrato con semblante macilente,
la que se quita la oreja
para no escucharte indiferente,
la que toma pintura
para dibujarte con literatura.

Efecto secundario,
consecuencia adversa
de *tu mala receta.*

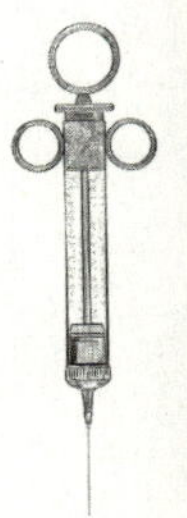

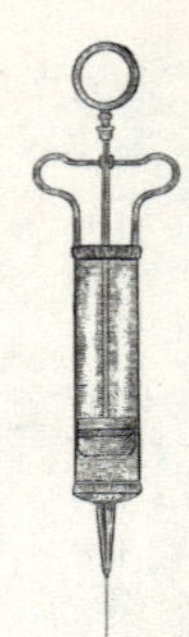

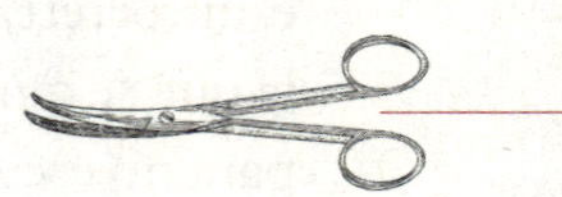

MEDICINA INTERNA

¿A quién curaste? Me pregunto.
Doce egresos, 23 de diciembre por la mañana.
Firmas sin mirar
como quien despacha inventarios,
borras nombres sin cargos de conciencia,
actas de defunción disfrazadas de cartas de alta.

Nada les hiciste,
se están desviviendo.
Te arreglas el cuello,
para que te alaben en los pasillos,
te jactas de tu piso vacío,
ningún monitor que exacerbe tu migraña.

Mandaste seis estorbos a su casa,
para que pudieras dormir en tu guardia.

Le mientes a la hija de la cama dieciséis,
dijiste que hiciste todo cuanto pudiste,
no es cierto,
no es cierto,
no te engañes,
ni su nombre te sabes.

Pero nos ponemos de pie en tu honor,
y aplaudimos tu acto,
tu función impecable.
¿Cuál ha sido tu don?
Tu habilidad para vivir sin dormir,
tu habilidad para mentir sin temblar.

Y entonces lo entiendo,
me trataste como a ellos,
soy otro fantasma en tu piso de medicina interna,
solo espero ser el que te atormente,
cuando llegue tu próximo paciente.

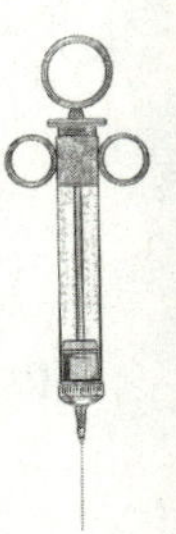

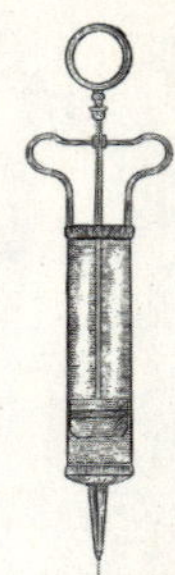
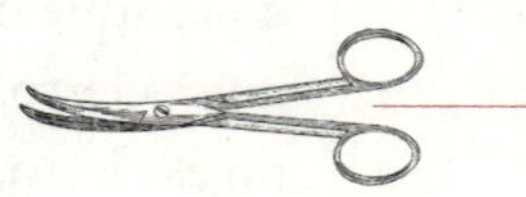

FIBROMIALGIA

Me punza la respiración,
me escuecen las gotas de sudor que resbalan de mi frente,
me duele hasta lo que no tengo en el cuerpo.
Tú, por ejemplo.

A veces me pregunto
si lo estoy imaginando,
un episodio psicótico,
me toco el cabello,
y me abrasa el fuego.

¿Qué haré cuando decidas acariciarme
y me haga a un lado porque
es igual a quemarme?

¿Será acaso que la piel tiene memoria
y me aleja
de volver a caer
de los que se van al amanecer?

Un mecanismo de defensa,
una barrera de inmunidad
ante tu terrorismo emocional.

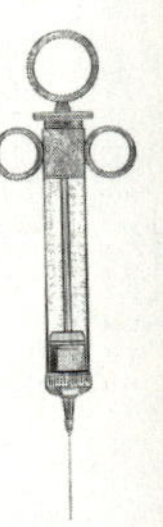

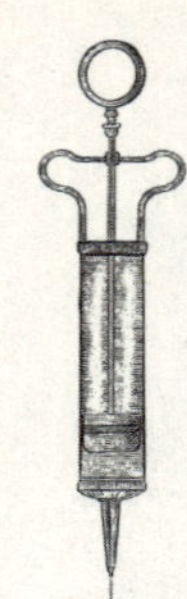

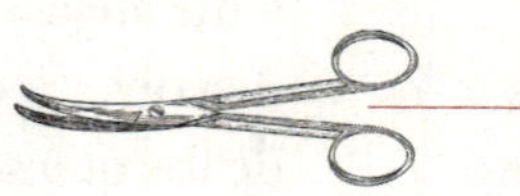

ANAMNESIS

Tantas preguntas para un diagnóstico erróneo.
Dame el momento, porque quiero preguntarte yo:
¿qué ves cuando me ves?
Porque estoy sintiendo que ya no te siento.
Dices quiero… te quiero, ¿qué quieres?
Mis treinta y siete grados en el lado izquierdo de tu cama,
pero no mi voz cuando pide respuestas a lo que callas.

¿Qué más quieres?
Mi cintura bailando en círculos al compás de tus manos,
pero no a mis pies girando despacio buscando caer en ti.
Mi cabello largo,
pero no mi cabello en el suelo.
Mis lágrimas,
pero no mis ojos,
mi lengua más que mis labios.
¿Qué quieres?
Soy una mujer vacía, ¿qué harás con tanto espacio?
Quieres mi olor como medalla,
quieres mi boca más que mis palabras,
degustas mis veintes, ¿saborearás mis cuarentas?
No me quieres.
¿Desde cuándo comenzó el descenso?
¿Has tomado algo para remediarlo?
¿A qué le adjudicas tal padecimiento?
Quererme a mí sin quererme a mí.

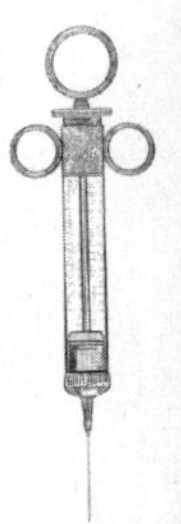

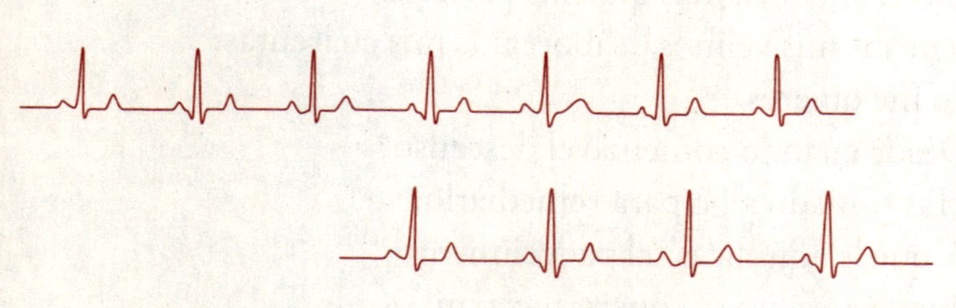

TERCER DÍA

Doctor, deseo
no tener corazón.

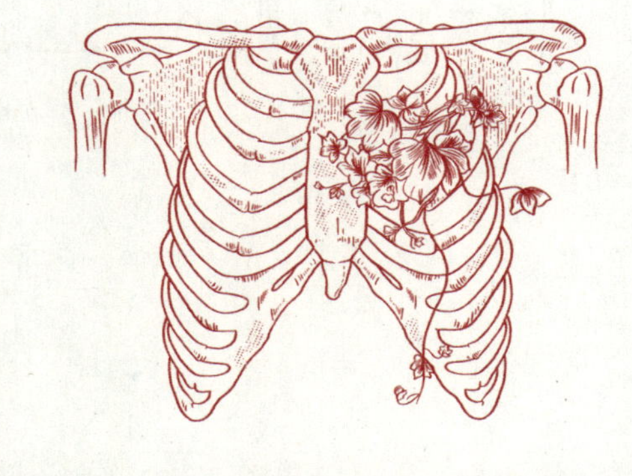

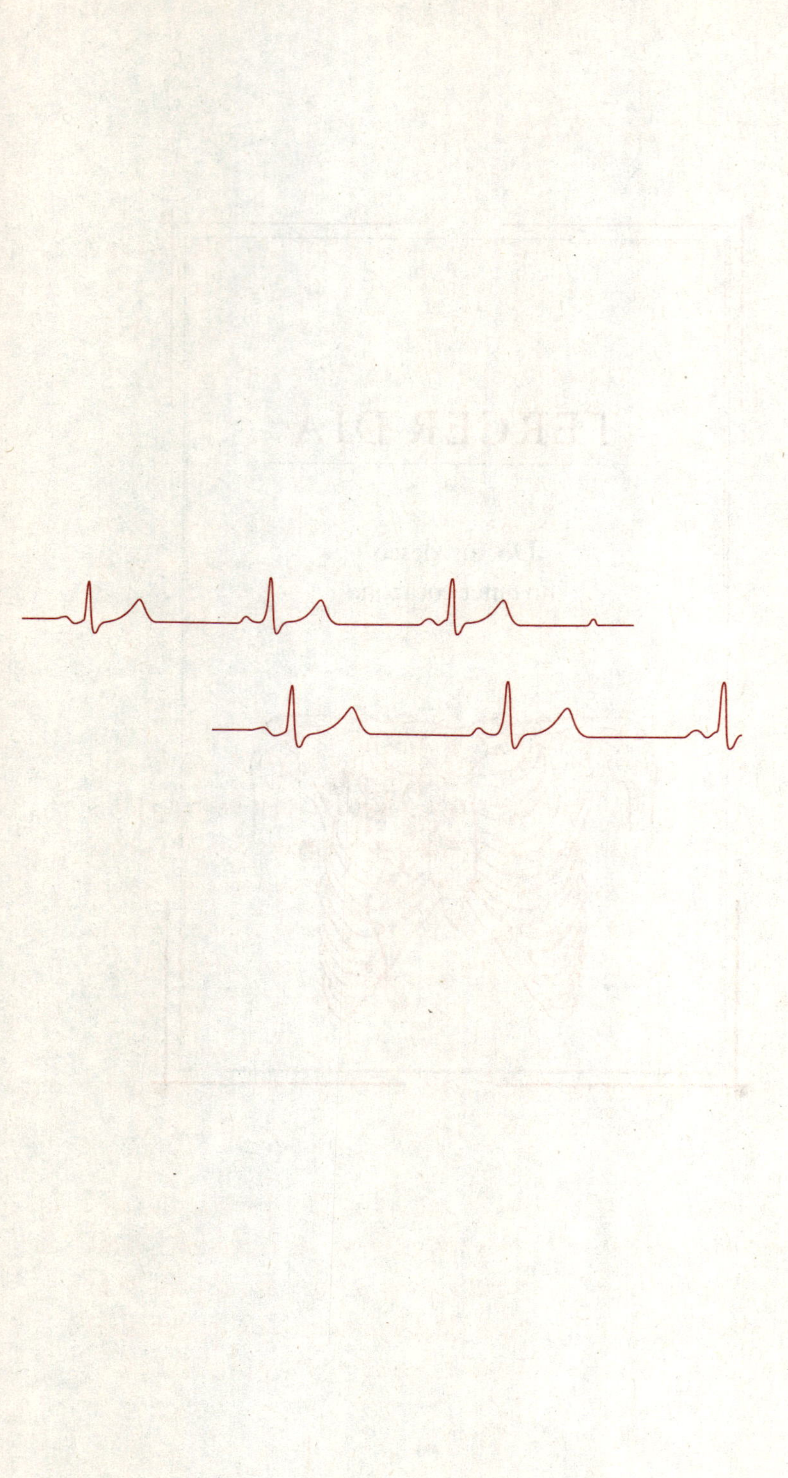

Autopsia de un poeta

Llegó un nuevo cadáver y eso no era raro. Todos los días recibo decenas que abro y cierro anotando la causa de su muerte, esa es mi ordinaria rutina. Sin embargo, esta vez, la chica que lloraba afuera esperando respuestas me gritaba:

—¡Cuidado, es poeta!

¿Qué tendría de diferente? ¿Qué relevancia tiene un oficio donde solo utiliza papiros y tinta? Es carne, sangre, todo en estado de descomposición, pero hay que escuchar las advertencias, nadie las hace solo porque sí, lo aprendí tarde, mas lo aprendí.

Lo abrí y fue similar a haberlo hecho años atrás con la caja de Pandora porque, aún sin circulación, brotaba tinta negra y se escuchaban palabras en el viento que componían el poema más triste del universo. Por mis dedos entraba una melancolía inexplicable, mis ojos se irritaban como si vieran cenizas esparciéndose por la morgue. En efecto, era diferente, no solo era un cuerpo, sino uno que poseía el arte de las letras, que entregó su vida a dejar sus fantasmas entre cartas. Era el cuerpo de alguien que llevaba sobre su sien las lágrimas de quizá mil personas, mil y una personas, incluyéndome.

La habitación no olía a sangre, olía a lamento. Juraría que aún se movían sus manos. La muerte, enferma de melancolía, también se rehusaba a llevárselo. Cronos pisaba el reloj con toda rabia por detener el tiempo. ¡Maldita la hora en que sucedió esto! Desaparece del mundo la única oportunidad de hacer que un niño tome un lápiz y no un arma. Desaparece la única forma verbal de explicar qué piensa el corazón. No es un muerto más, es un poeta menos y no sé cuántos quedan. ¡Oh, Dios! ¿Cuántos quedan? Solo tú sabes cuántos están en extinción. Solo tú sabes la fecha en que la tecnología va a reemplazarlos, algún programa como esos que ahora sacan música con una tecla. ¿Qué carajos sabrá una máquina de manifestaciones entre el latido y la razón? Observé el tórax, toqué el corazón. Allí, el quiebre culpable de que todo el cielo llore y las estrellas griten un lamento.

Todos mis libros, todo lo que sé, totalmente contradicho. Tenía lesiones que no pertenecían a ninguna patología, ni el síndrome de *Tako-tsubo* me pareció tan sombrío. Esta era la causa, esta era la razón, porque sí había crimen en esta aparente escena de suicidio: era homicidio sin mano encima. Murió de algo que no tiene relevancia en las sesiones académicas. Murió por la única razón por la que podía seguir vivo.

—Ten cuidado —me dijo aquella mujer.

¡Deja que me ría! Cuidado debías tener tú. No lo mató la depresión, ni sus letras, ni la sobredosis de risperidal...

De amor sí se muere.

Posdata: Gilraen, he resuelto tu duda.

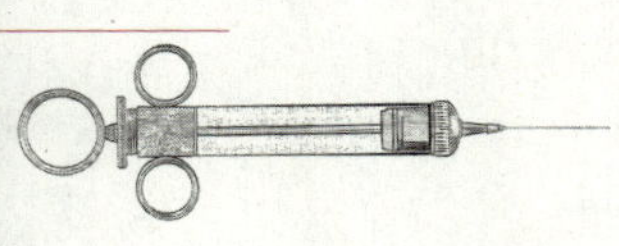

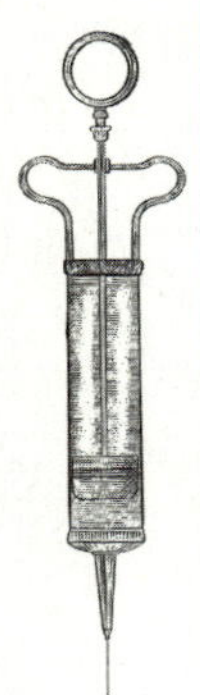

HOY NO QUIERO SER FUERTE

Hoy no quiero ser fuerte,
hoy déjame caer,
quiero llorar hasta
que mi piel se haya quedado seca.

Hoy quiero sentir que no importa si me levanto
o no.
Hoy quiero ser pesimista,
sentirme derrotada,
pequeña,
frágil,
sentir que todo está al pendiente de un risco.

Hoy deseo que la tierra se abra
y me succione.
Hoy quiero darme por vencida.
Hoy solo quiero quedarme dormida.

Por favor,
hoy no me detengas,
estoy cansada.
Hoy
no quiero ser fuerte, solo
por hoy,

mañana ya no.

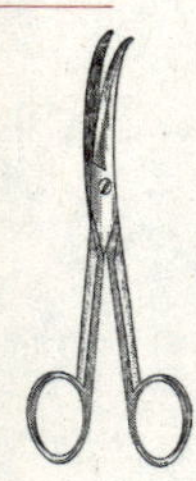

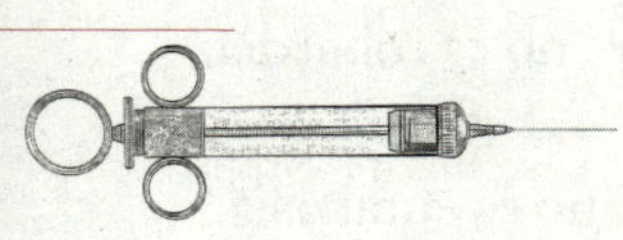

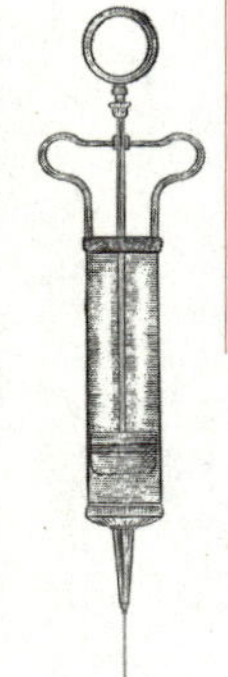

CUARTO DE CHOQUE

Llevo tanto tiempo buscándole el pulso
pero cada vez está más frío,
más pálido,
no siento su aliento
y el monitor sigue en cero.

Ni la compresión más fuerte hace que esto vuelva a latir.
Ya he pasado la tercera dosis de adrenalina,
no sé si han pasado veinticinco minutos,
un mes o más de un año tratando de revivir algo que no
responde a ningún estímulo.

Debo darme por vencida,
no está mal dejar de luchar por algo, no es cobardía.
Es valentía
dar el primer paso y desconectarlo, no es eutanasia,
es asesinato,
tú, el único culpable.

Cariño,
tengo que ir a la floristería,
le enviaré flores a nuestro amor,
es obvio que ya murió.

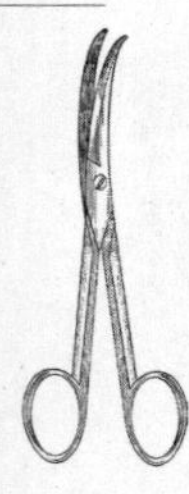

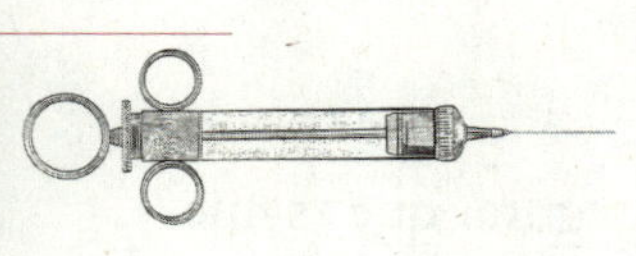

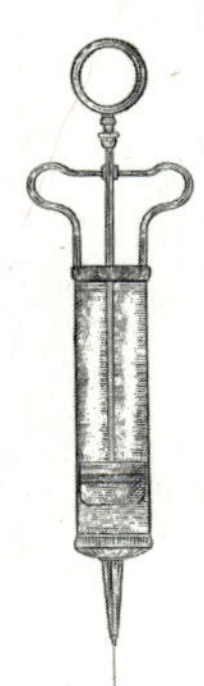

LA ESCALA DEL DOLOR: DEL 1 A TI

Aun si comprara un boleto de avión que me lleve al otro lado del mundo, a millones de kilómetros, jamás podría estar lo suficientemente lejos como para que dejes de dolerme. El viento se acostumbró tanto a escuchar tu voz que la trae consigo cada vez que creo olvidarla, y vuelve a dolerme como si no me hubiera dolido antes. La escala del dolor debería modificarse y el punto máximo debería ser tu nombre, que de solo trazarlo en el aire se me hace un nudo en el pecho.

Debo dejar de escribirte poesía, son las cuatro de la mañana, ni siquiera encuentro algo que rime contigo y no hablo de palabras, no puedo ni seguir la gramática, por eso opté por un verso libre, no tan libre como yo quisiera porque sigue siendo tuyo.

Me encuentro a cinco centímetros de escuchar tu voz y me falta el valor de pulsar las teclas y el minutero haciéndome presión mientras avanza hacia el minuto treinta gritándome que dentro de poco amanece y entonces, será otra madrugada más que te dedico sin quererlo y tú sin saberlo.

Te juro que no es orgullo, podría asegurar que es miedo. Porque, así tuviera el valor de llamarte, no sabría ni qué decir para justificar el haberte despertado y no sé si eso sirva de algo. Si pudiera pronunciar un «te echo de menos», ¿volverías? Lo estoy dudando y eso me aterra aún más que estar con las luces apagadas, tendida en el piso como si no tuviera juicio.

Pensar que el último beso que me diste no lo aproveché lo suficiente, y no puedo recordar si el sabor era de un adiós o un hasta luego, por eso es que quiero encender el coche e ir a buscarte, pero tengo una balanza en la cabeza donde, por un lado, está mi dignidad y, del otro, el suplicarte. Con una no obtengo nada y con la otra puede que lo tenga todo. ¡Ya no sé qué estoy diciendo! La falta de sueño está haciendo estragos con mi vida o eres tú quien sigue haciendo de mí a su antojo. Fue culpa mía el permitirte envolverme en tus ojos. Siempre fue una trampa eso de jugar a mantenerte la mirada. Tonta yo que caía hacia ti sin oponer resistencia. Te hacías experto en mí y yo seguía siendo la misma novata en ti. Pero estoy aquí, debatiéndome entre la vida y tomar las llaves del coche, escribirle el final a este texto o dejarlo en puntos suspensivos, aguardando una palabra tuya que continúe la segunda parte o la quinta, si así lo prefieres. No quiero cerrar este libro, me falta poner tu nombre en la dedicatoria, nos faltan capítulos que quedaron en borrador, dijiste que los llenaríamos y yo, ilusa, lo creí todo.

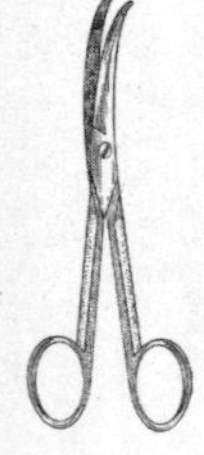

Ya son las 5:00 a. m., estoy aún con el separahojas en esta página de suspenso, tú decides si coloco un punto final o una coma.

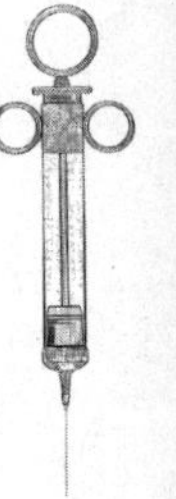

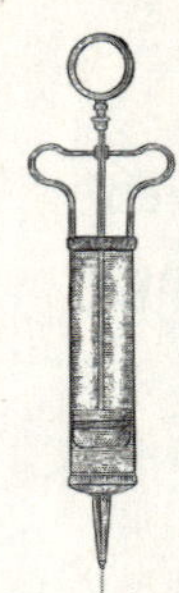

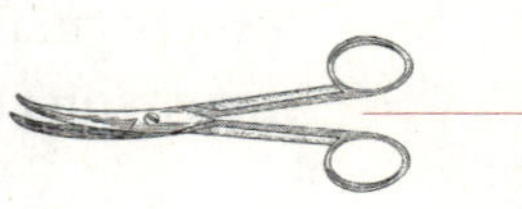

DESBRIDACIÓN

Quítame esta carne sin vida,
usa los dedos al desnudo,
usa las uñas si no hay cuchillo,
despréndeme los años que viví entre jaulas,
ráspame los vidrios rotos en donde se observan los monstruos.

Échame lejía,
sin piedad,
no escuches mis gritos,
no te compadezcas ante este clamor,
no me vendes,
déjame una luz encendida
quiero ver cómo huyen los demonios de la herida,
aquellos que fueron protagonistas de mis cuentos,
te mentí,
no eran inventos,
eran personas,
era mi familia.

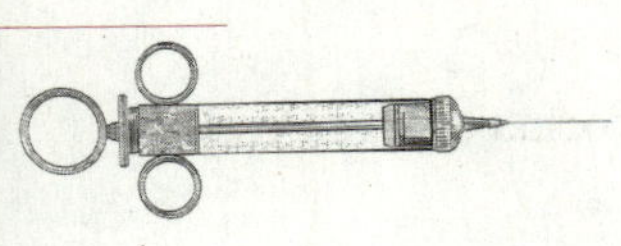

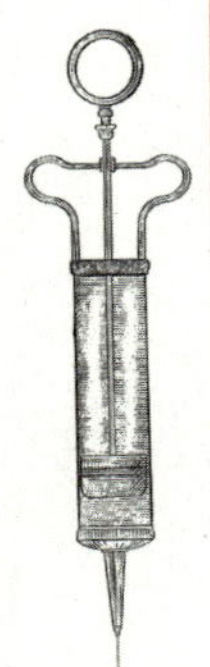

LIBRE DE CRUELDAD ANIMAL

Soy mi propio conejillo de indias,
pruebo en mí todo tipo de despedida,
me voy sin regresar a ver,
dejo notas vacías,
practico el guion de mi próximo reproche,
dejé ir a quien creía sería para siempre,
porque quería ver qué se sentía.
¡Oh, señor!
Mi corazón es un bote de residuos peligrosos,
libros empapados de sangre,
hojas que arranqué para olvidarlas,
otras que suturé para recordarlas,
gasas que usé en hemorragias sin éxito,
injertos de otras pieles,
vendas amarillentas,
maderas viejas
y un martillo,
por haber querido reparar la falla de san Andrés
con un tornillo.

¿Que si siento lo que escribo?
Quisiera que no,
ser de aquellos que se inventan historias casi reales,
que tienen una mente brillante
y escriben sin lesionarse.

Quisiera ser como ellos,
que les importa más la razón,
la estructura,
el tecnicismo,
que escuchar las discusiones a medianoche entre
el corazón y el cerebro.

¿Que si lo he vivido?
Estoy atorada en 1995,
en el 2000 y en el 2012.
Sigo en aquella cafetería esperando una respuesta
y sigo a mitad de la lluvia
ayudándole con mis ojos a mojar el pavimento.

Sigo en ese suelo con las manos en el vientre,
sigo en esa cama sin saber dónde me encuentro.
Sigo con las respuestas sin tener las preguntas.
Estoy en el otoño viviendo el amor más bonito
y también en el verano más triste del mundo.

Estoy en un quirófano sin los saneamientos adecuados,
sin licencia para tenerlo en función,
pero estoy operando.

Quiero curarme y tampoco quiero.
Quiero escribir tu historia,
pero termino contando la mía.

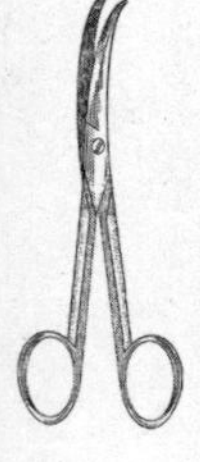

Soy mi propio animal de laboratorio,
que me duela a mí,
antes que a otros.

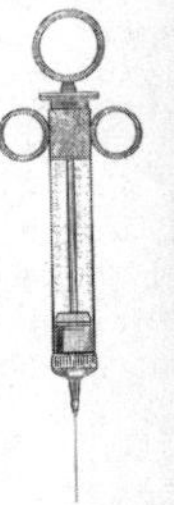

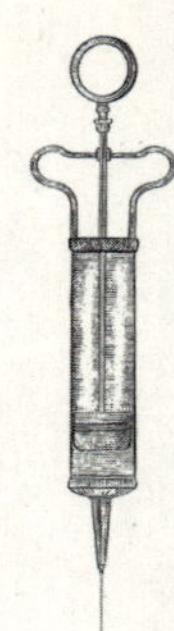

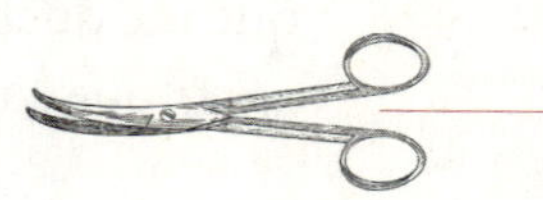

ESDRÚJULAS Y AGUDAS QUE NO SON TAN GRAVES

Quédate,
no hay por qué salir de las sábanas.
Hagamos la excepción a la rutina,
platícame aquí
desde la almohada,
unamos las líneas que juegan los lunares,
que estoy segura de que mi constelación se
encuentra en tu espalda.

Recítame lo que leíste anoche,
camina entre mis pupilas, corre
por mi piel,
sóplame el cuello, erízame
la vida.

Escríbeme palabras desde el inión
hasta mi quinta lumbar.

Baila entre mis clavículas
y escala por el esternocleidomastoideo,
de paso
susúrrame un cuento,
de cómo pterion prepara un vuelo para encontrar a
asterion,
llevarlo por bregma, caer en nasion
y resbalarse hasta dacrion,
háblame de cualquier punto craneométrico, pero no
olvides
besarlo cuando lo encuentres.

Escúchame,
sé mi noche este día, apaga las luces, escríbeme esdrújulas:
página, mágico, océano, utópico.
No me importaría si escribes una grave,
podría ser aire,
tu noche, un verano, un invierno.
Porque quiero ser todas esas palabras que decimos,
pero no conocemos,
y si escoges una aguda, que sea sin tilde,
tal vez amor
y no olvides hacerlo.

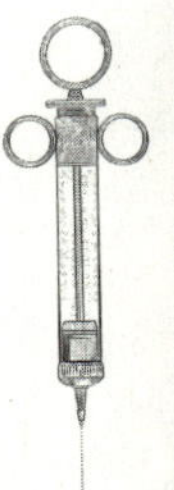

Te llevaré al cielo y no te preocupes,
que de la habitación no saldremos, la esencia de tu piel
quedará en cada centímetro de mi cama, de la alfombra,
de la mesa
y, si la oscuridad es solidaria, de la ventana.

Quiero ser testigo de cada gota de tu frente, de tu tórax,
de tu surco nasolabial
y volverlo a besar como si no lo hubiera hecho la
madrugada
entera,
porque cada beso es una bandera en tu territorio lunar,
conquistado por mí.

Descubrirte es toda la misión
que me encomiendo en esta guerra tibia.
Hacerte mío es la forma de pedir tregua a las 5 a. m.,
aunque
esto no acabe aquí:
mañana habrá otra oportunidad
de comenzar la tercera guerra mundial en tu vientre y
encontrar la paz en tu quinto espacio intercostal.

Por ahora,
mis sueños de recorrer el mundo
quedan aplazados hasta que recorra tus vértebras
una y otra vez en tiempo récord,
y logre convencerte de que te vengas conmigo…
y a recorrer el mundo también.

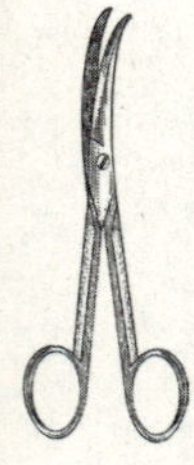

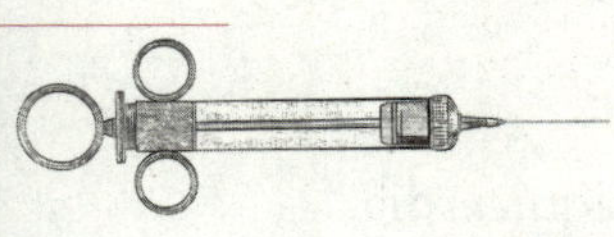

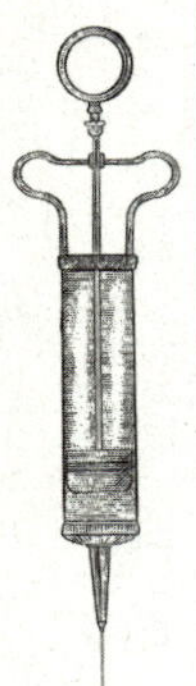

HERIDA DE BALA

Dispárame, vamos, ¡hazlo!
Ya tienes el revólver cargado,
yo misma le puse las balas,
yo misma te puse municiones inagotables en
los bolsillos.
Yo me puse justo en el blanco.

Apúntale al corazón,
que no lata más y que deje de dolerme.
Que no quede nada de él,
que problemas me ha traído desde siempre.

Solo tú y yo sabemos lo que pasó cada
noche de noviembre,
tú y yo sabemos, aunque
más tú, cómo deje de ser
mía
para que te quedaras con cada esquina de mí, hasta
las que ni yo conocía.

Fui un libro con páginas ilustradas para
que me entendieras mejor,
te di cada uno de mis latidos,
y hasta los extras que me causa la taquicardia.

¿Qué esperas que no disparas?
Dime ya que no me quieres más en tu vida, que fui
menos que un pasatiempo,
que a tus labios los seduce otro sabor, que en
tus ojos ya no queda más espacio donde
pueda entrar yo.

¡Dímelo!, que tus letras ya dejaron de describirme y
que en tus desvelos ya no pronuncias mi nombre.

Dime que tu almohada ya no me reclama
y que hasta tu gato se recuesta en otros brazos.

Dispara,
llévate hasta los recuerdos,
que vivir
yo no puedo con ellos.

¿Qué esperas?

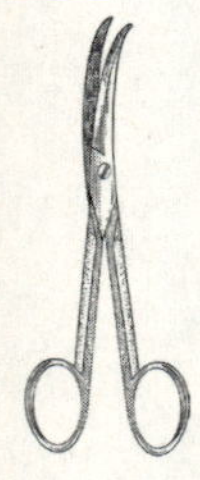

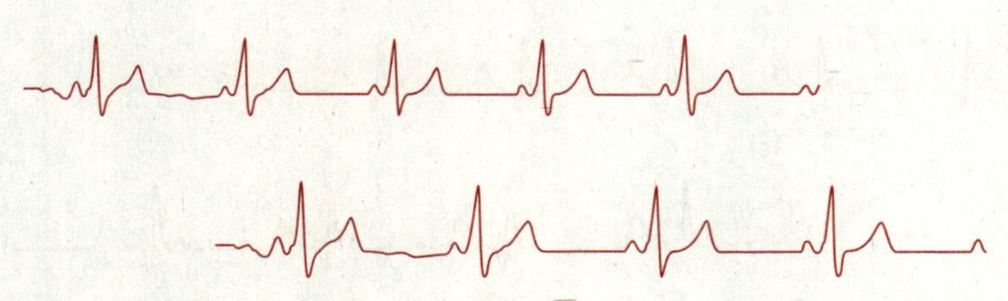

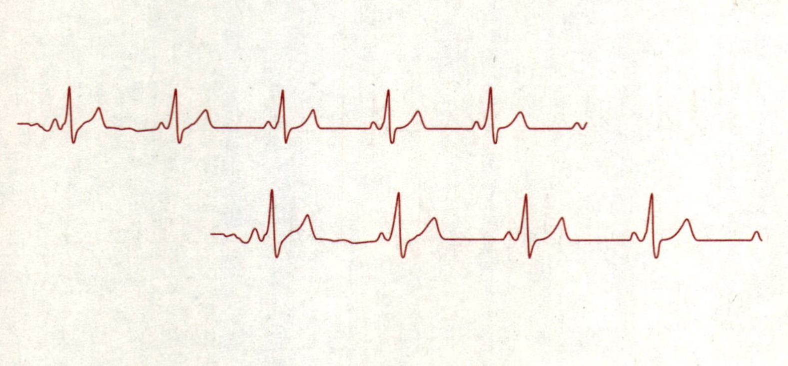

CUARTO DÍA

Doctor,
la paciente se quitó los electrodos
y rompió el monitor.

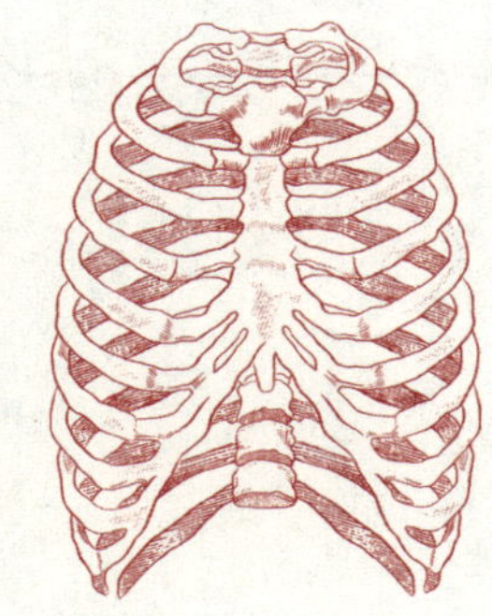

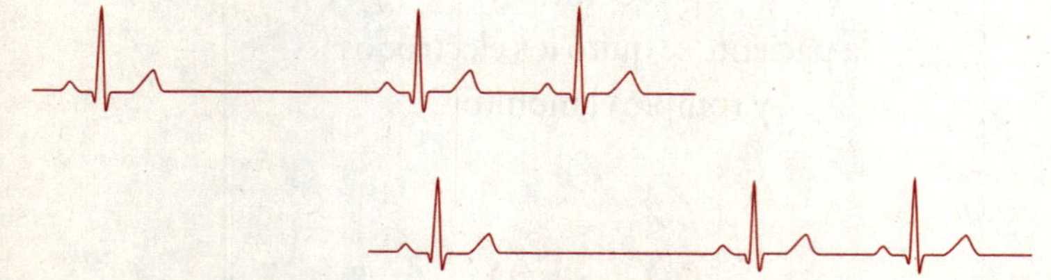

Y si me amputo las orejas,
¿ya me creerías que me duelen tus palabras?

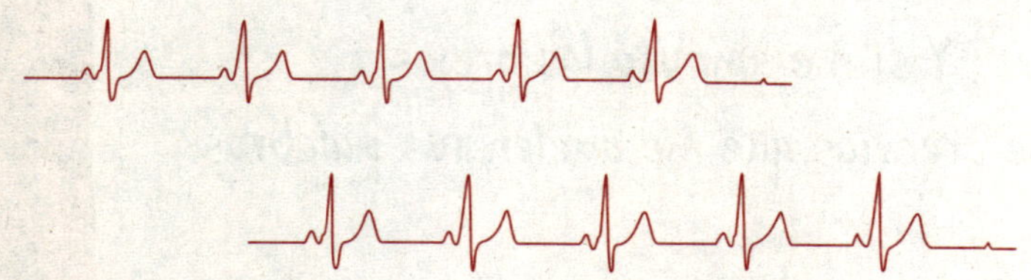

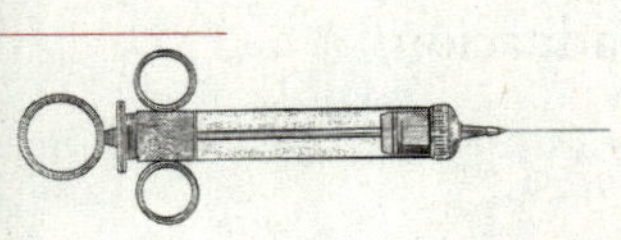
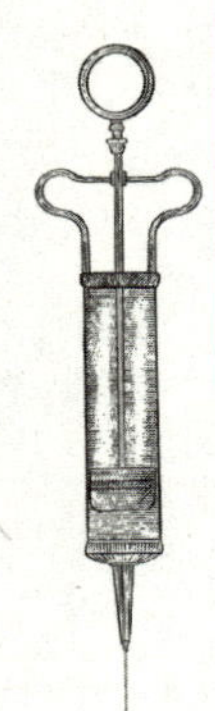

VIERNES

Una vida frenética,
muertos jugando a ser vivos,
entre tabacos,
medicamentos de contrabando,
esperando el viernes,
para bajar del Olimpo
y ahogarse en vino.

Ángeles en la Tierra,
seres que dejaron de existir en la graduación,
¿quién se halla dentro de ellos?
Un alma sedienta de aprobación,
buscando añadirle un minuto al reloj,
convenciéndose
de que está viviendo lo que antes fue un delirio,
pero entre tantas fórmulas y dosis
se olvida de sí mismo,
seguro mañana no podrá ver a su madre,
seguro mañana morirá su hermano
pero llorará hasta el viernes,
el viernes,
será el viernes,
o quizá pedirá permiso cuando sea su entierro,
pero está donde siempre quiso,
¿cierto?

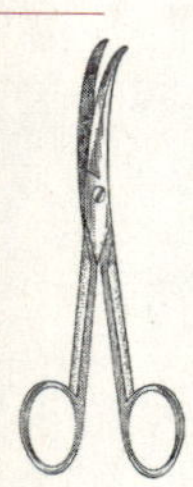

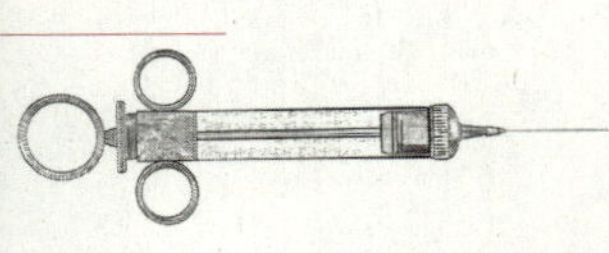

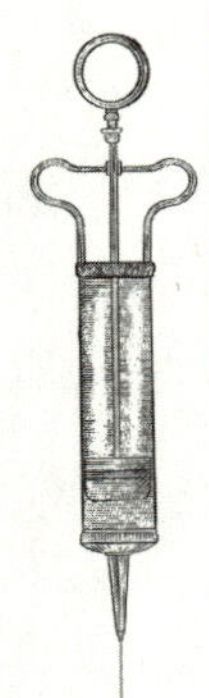

EN TUS TIEMPOS ERA PEOR

Aguanta,
aguanta sus palabras altisonantes
te formarán carácter,
mañana se lo agradecerás,
te encerrará porque eres el animal de su circo,
otra semana más en la que lamentas que existan ventanas,
porque ves a los otros,
pero en la balanza más pesada se encuentra tu título.

Aguanta,
carga más trabajo del que aguantan tus hombros,
escribe la tarea de otros,
celebra que eres el único de piel de acero,
que no has llorado cuando el de arriba
te pone el pie encima.

Aguanta,
en sus tiempos era peor,
ten paciencia,
un día menos,
pronto acabará,
mañana tomarás su lugar,
buscarás el eslabón más débil,
el mediocre jovencillo recién ingresado,
y serás medianamente lo que fueron contigo,
y él deberá sentirse agradecido
porque eres más dócil
más tolerante,
te quejarás de lo poco que soporta,
le echarás en cara lo pusilánime de sus lágrimas,
si hubiera vivido lo que tú,
si hubiera estado en tus zapatos,
y aquí es cuando citas al viejo autor,
«en mis tiempos era peor».

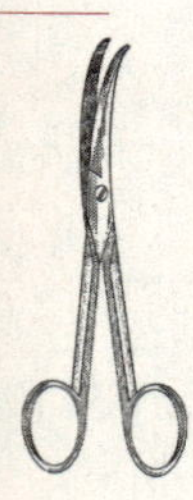

Salvas vidas, ¿eh?
¿Y cuándo te salvas a ti?

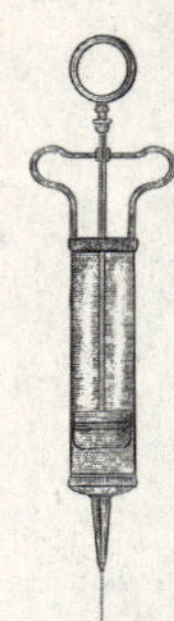

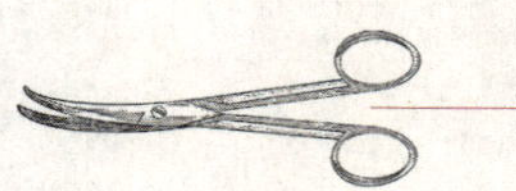

PRIMUM NON NOCERE

Mentí,
te acepté el halago para pasar a la cirugía,
te miré a la cara y te pospuse una cita,
no me interesas,
pero necesito de ti,
quiero que me enseñes,
soy una ternera en medio de las hienas,
pero no tengo otra salida,
he visto lo que le haces a las que te desprecian,
y quisiera escupirte en la cara
pero me iré a casa sin saber nada.

No te soporto,
ni a tu perfume tortuoso,
tus miradas en el quirófano
y tus roces de manos sobre un cuerpo abierto.

Me siento sucia,
por fingir que me interesas,
por volverme persuasiva,
por temer señalarte,
por obligarme a aguantar otro día
¿Cómo se le llama a esto?
Prostituirse por conocimiento.

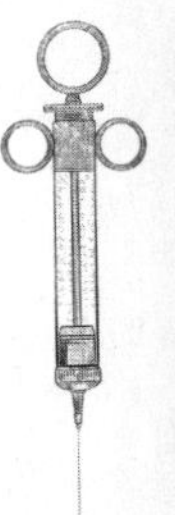

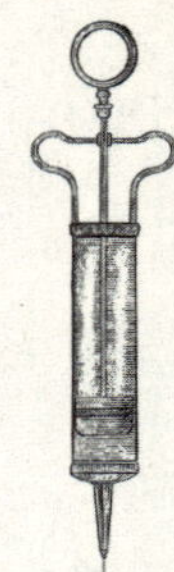

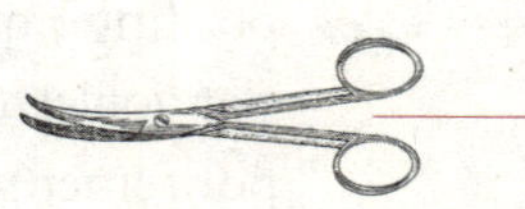

ABLATA CAUSA TOLLITUR EFFECTUS

Si alguna vez me quisiste,
si alguna vez me amaste,
cuando me veas volver a sonreír
no te acerques,
date la vuelta,
olvídate de que ahí estoy,
no busques mi mirada,
no veas a dónde se dirigen mis pasos,
no me busques.

Y si un día pasa mi perfume,
encuentras el botón de mi camisa en tu corredor,
o si ves alguno de los objetos que en tu recámara olvidé,
no me llames,
no me escribas,
no mandes a decirme nada,
olvídate de que existo,
invéntame una muerte,
la más dramática,
que caí de un tercer piso,
que confundí antihipertensivos con caramelos,
pero olvídame.

Si alguna vez me quisiste,
si alguna vez me amaste,
si existe en ti algo de piedad,
no me hables…

Me la he pasado huyendo de ti,
peleando con mis sueños,
rompiendo hasta las flores que me hablan de ti,
me he tatuado las partes que besaste,
porque no quiero recordarte.

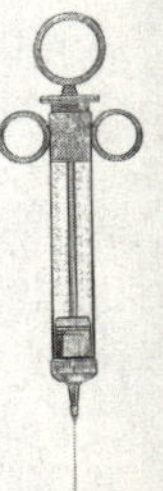

Te escribo de rodillas,
si no me buscas,
sabré que me quisiste,
que me quisiste tanto
como para no entorpecer
mis intentos de olvidarte.

Tengo una enfermedad favorita y
un paciente de terapia intensiva favorito,
¿en qué me he convertido?

Me gustan los partos, es el único sitio donde mayormente huelo la vida; en el resto de las áreas huele al día después de la guerra.

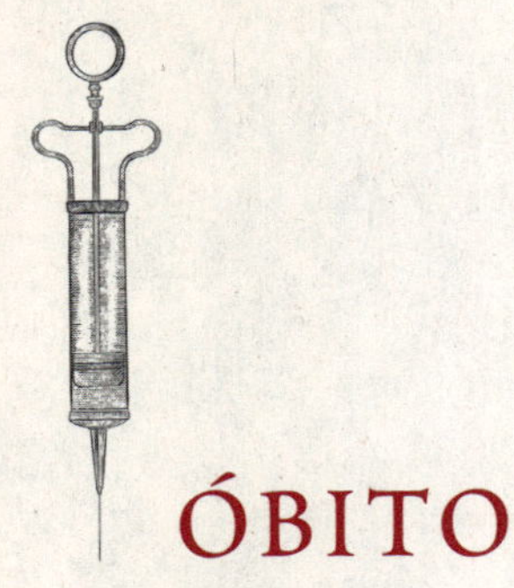

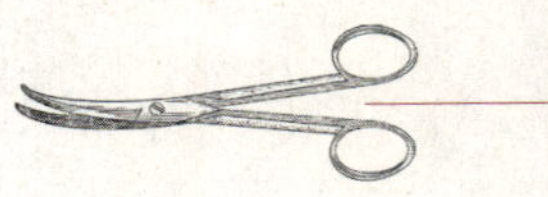

ÓBITO

Vi una madre cargar al niño
que no sobrevivió en el parto
y pienso en su dolor,
en su fatiga,
nueve meses
y ni siquiera escuchó un llanto.

Le besa la frente,
le canta una canción de cuna
y lo acerca a su pecho y le susurra:
«qué bien lo has hecho».

Salgo de la sala,
me trago las lágrimas,
quién fuera él,
tan amado,
tan deseado,
le han dicho lo que yo llevo esperando
veintitrés años.

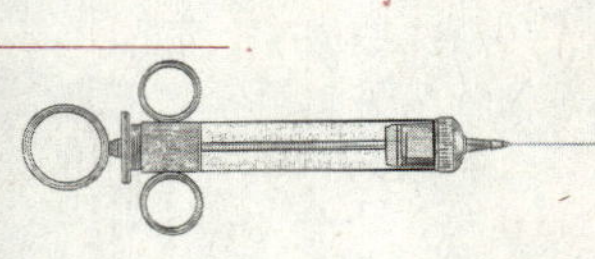

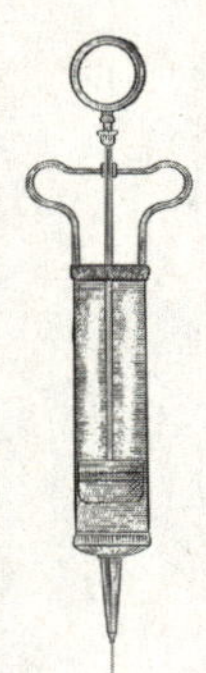

SÍNDROME DE LA MANO EXTRAÑA

En mi defensa,
diré que desconozco a mis dedos,
ellos tomaron el papel y pluma
y escribieron cómo debió terminar nuestra historia.

Mi mano derecha se ha vuelto loca por buscar su par,
no, no es la izquierda,
sino la tuya.

Te vi usando aminas
para evitar realizar un acta de defunción.

¿Cómo es que esperaba de ti amor?

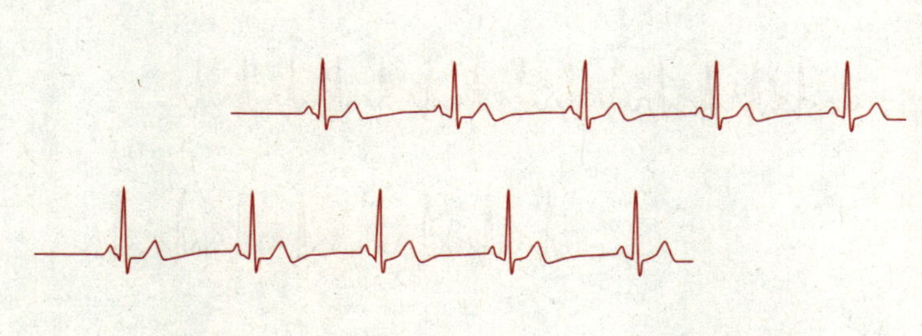

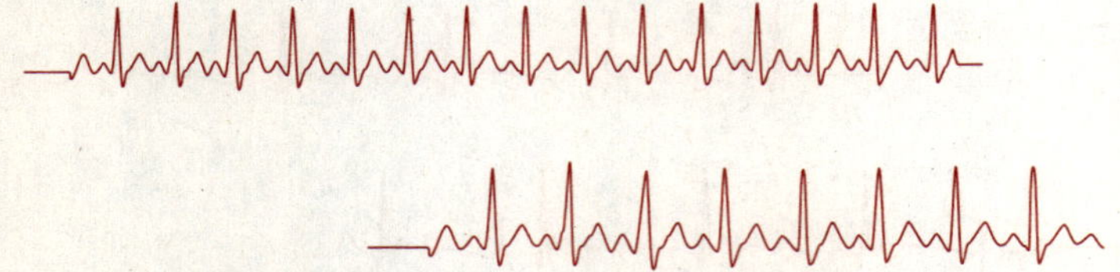

QUINTO DÍA

Doctor, es que si me sutura la herida,
él ya no podrá volver.

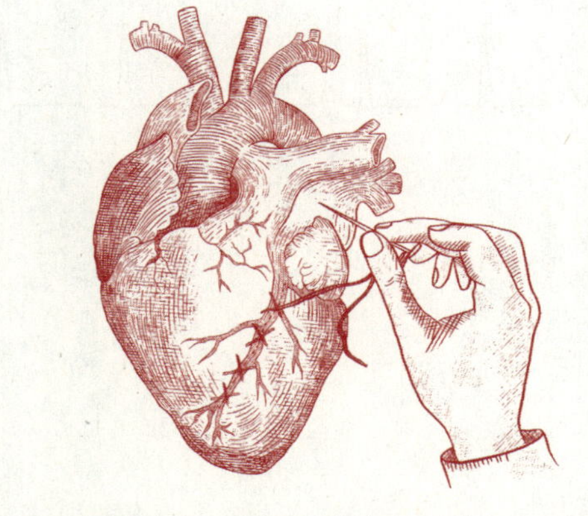

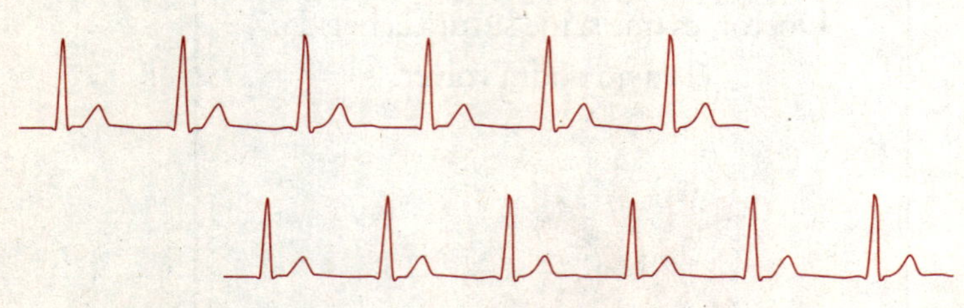

¿En cuál cámara de
tu corazón me permites dormir?

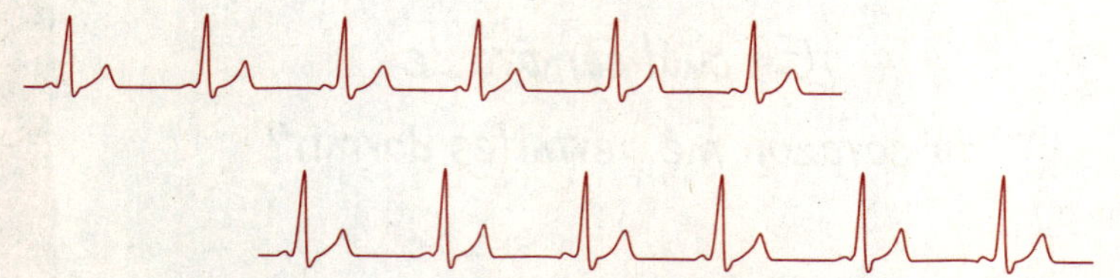

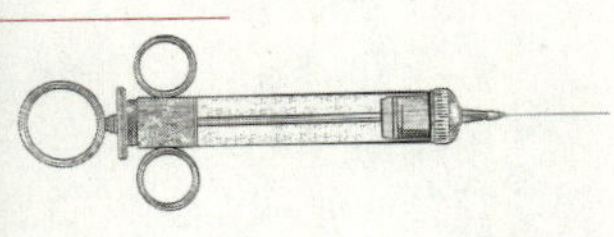

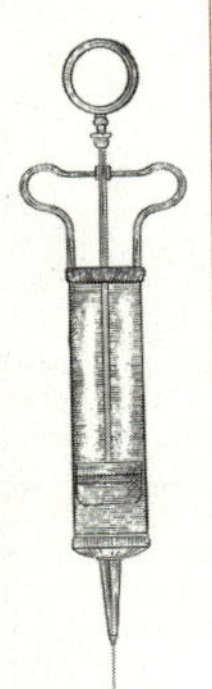

CONSENTIMIENTO INFORMADO

Firma aquí,
es un documento en donde aceptas
que estás de acuerdo en que no vas a olvidarme.

Que después de mí podrás conocer al amor de tu vida,
casarte tres veces,
divorciarte,
pero que vas a recordarme.

Cuéntales a tus nietos
de mí,
pero no les digas quién fui para ti,
cámbiame el nombre,
la nacionalidad, la edad o el sexo,
pero háblales de lo que tejí en tu alma,
del verso que te tatué
con la boca.

Hagas lo que hagas,
aunque no me quieras
y hasta me odies,
acuérdate de mí.

FIRMA AQUÍ

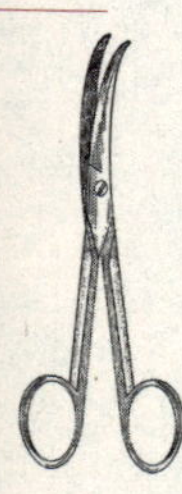

Llamo a las cicatrices por su nombre,
tengo suerte,
todas las causaron las personas que más amé.

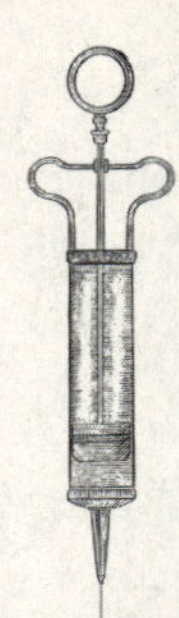

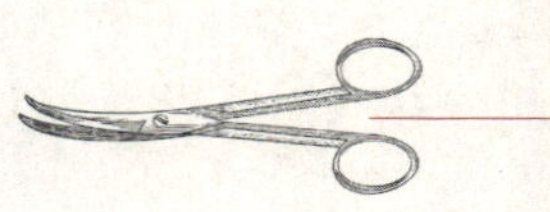

VALVULOPATÍA

¿Te cuento algo?
No estoy funcionando.
Los papeles tienen números rojos,
defecto de fábrica,
una estadística.

Tengo aquí dentro un reloj con tuercas mal puestas,
que timbra a la medianoche,
vibra cuando no debería,
habla y no tiene caja de voz.
No se vendería ni en las tiendas de segunda.

Tengo aquí dentro un vinilo rayado,
que estropea las agujas de los tocadiscos,
tengo un desastre,
un caos,
un arma nuclear.

Aquí, tócame aquí.
Hay un monitor que tiene coléricos a los enfermeros,
un concierto con las bocinas reventadas,
un bailarín desahuciado y ebrio.

¿Quién querrá a este artilugio empolvado?
¿Servirá de recuerdo en una repisa con plantas?
Quizá alguien lo acoja por melancolía y lástima.

Lo regalé hace tres años
y me lo regresaron,
lo regalé hace uno
y me lo lanzaron en la cara.

Una baratija con un pronóstico reservado.

Un órgano que se cree flor
y se deshoja con preguntas tontas,
quiere,
te quiere
¿lo quieres?

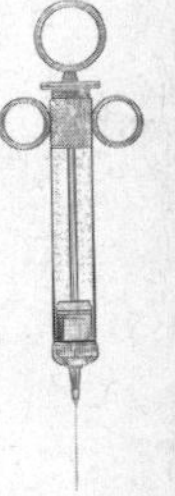

Todos son expertos en dolor

¿y no me ven?

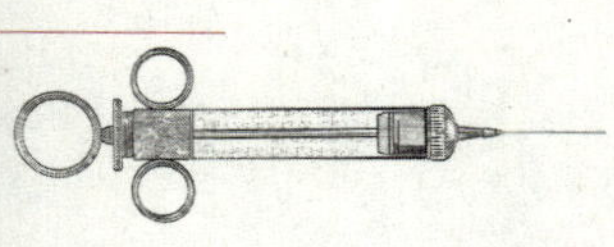

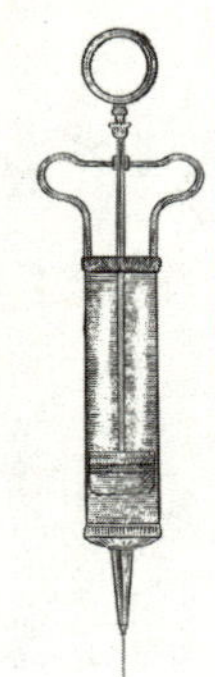

ENFERMEDAD TERMINAL

Miénteme,
dime que afuera hace sol mientras llueve,
que la vida se ha detenido junto conmigo,
que no estoy envejeciendo,
miénteme.
Dime que estaré mejor,
que el tiempo se recupera,
que mi piel está en pausa,
que todavía podré ser astronauta.

Miénteme,
cuéntame qué sucede detrás de estas cuatro paredes,
descríbeme el cielo de ayer,
platícame cómo son las galletas con miel,
dime a dónde iremos después…

Miénteme, dime que saldré,
que volveré a ser yo,
que tendremos hijos
y nietos que escucharán
cómo le gané al infierno.

Miénteme,
quítale la hoja al calendario,
dime que falta menos,
falta menos.
Dime que estoy venciendo,
que todavía hay dulzura en mi nariz,
que sigo siendo tan bonita
como el día que me encontraste,
que pensarás en mí para protagonizar tus sueños,
dímelo
aunque no sea cierto.

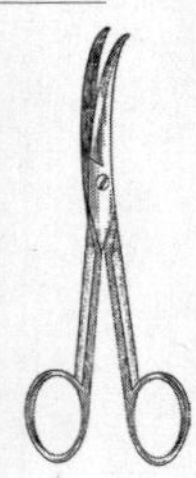

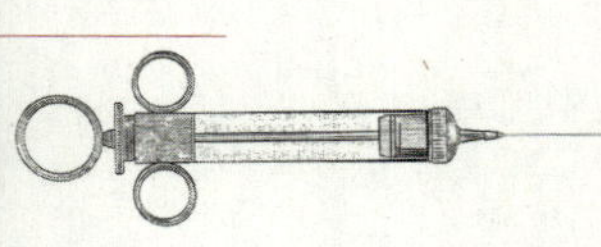

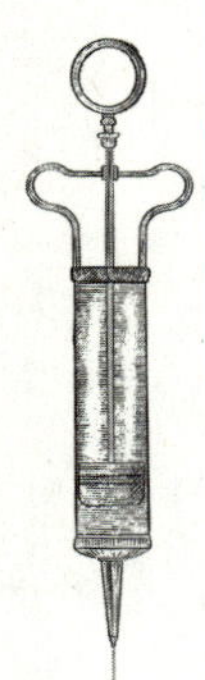

SOBREDOSIS DE MENTIRAS

Tengo tres máscaras,
cuando estoy triste uso la que sonríe,
y cuando estoy feliz,
uso la inexpresiva.
Cuando estoy enojada,
me pongo la que llora.

Me enamoro hasta quemarme,
lo niego,
y me voy
queriendo quedarme.

Me encierro,
vivo bajo una piedra,
el escritorio me tiene secuestrada,
mi piel se derritió en las letras,
y miento,
hablo de un hombre perfecto,
pero era un impío perverso,
hablo de una mujer preciosa,
aunque en realidad la mujer
hace años que no se puede ni ver.

Escribo novelas donde tengo amigos,
tengo pareja,
tres gatos,
y miento.

Se me están saliendo de las vísceras las escenas falsas,
no encuentro cómo correr de mis mentiras,
necesito un antagonista a mi sobredosis de mentiras.

Me quité la primera careta,
la segunda,
la tercera,
y encontré un poeta.

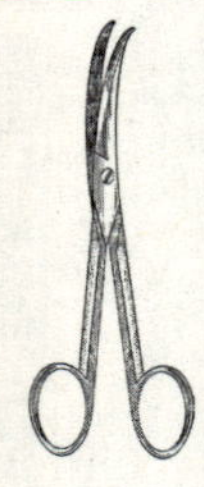

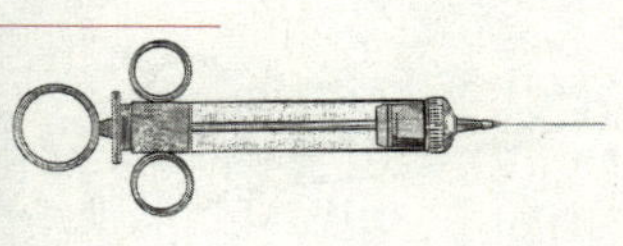

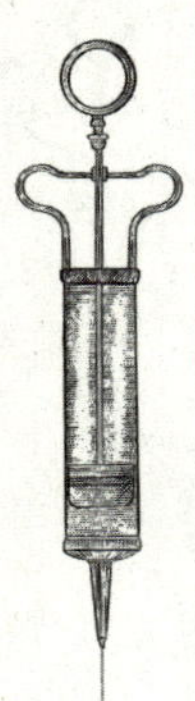

BIOPSIAS

Y si tomaras un fragmento de mis dedos,
¿quién aparecería?

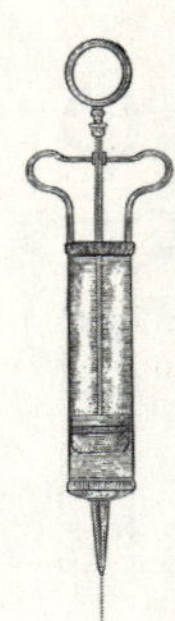

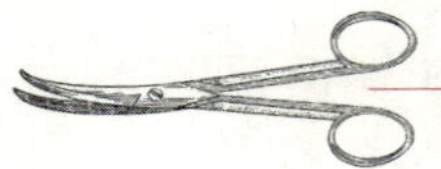

CUANDO ME HABLAN DE TI

Cuando me hablan de ti es como si una bala me atravesara
las sienes
y otra me atravesara el tórax.

Un frío me recorre de pies a cabeza, así estemos a treinta y
ocho grados, me pongo toda diaforética.
Si por mí fuera,
te borraría de la faz de la Tierra
para no tener que escuchar tu nombre ni sobre lo
mucho que
has cambiado, o que sigues caminando por la vereda,
de la mano de tantas
que no soy yo.

¡Y no sé qué afán de la vida por nombrarte cada
vez que estoy segura
de que has dejado de dolerme!

Quisiera preguntar más
y tengo que morderme los labios para
no dejar ver ante la gente
cómo sigues teniendo poder
sobre mi gesticulación
y mi frecuencia cardíaca.
A pesar de lo mucho que me dañaste
y lo que quisiera también hacerlo,
no sería capaz,
pues en la balanza gana más esa tarde
que entre bromas lograste hacerme ver
figuras en las personas
y no en las nubes
que la madrugada en la cual te
despediste sin darme explicación
alguna,
aunque yo las supiera todas.

No guardo rencor por el hecho de que
te fueras,
más bien fue el que decidieras
hacerlo de madrugada.

¡Tanto te había repetido
que de madrugada todo duele el doble!
Y parece que te di ideas para darme por
completo el golpe.

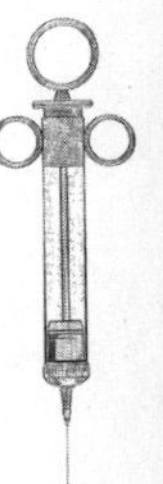

Cuando me hablan de ti...
solo me queda fingir que no me
importa, que has quedado atrás y que el
tema no me es relevante,
porque quiero que cuando sepas de mí,
también lo creas y sientas este dolor de
hacerte el loco, el que no quiere saber
nada,
cuando por dentro mueres por saberlo
todo, por que te digan si sigo tomando
el café más amargo
o si por fin decidí cortarme el cabello.
Quiero que te contengas las preguntas
como yo ahora,
que luches por no parpadear
para que se te sequen los ojos,
no sea que por accidente se suelte una
lágrima.

Ojalá preguntes si ya encontré el secreto
para el olvido,
o si he vuelto a amar
y espero que te mientan,
que te digan que sí,
para que jamás se te cruce por la
cabeza el volver a buscarme.
Porque por mucho que yo lo quiera
debo seguir explorando...
toda la vida que hay después de ti.

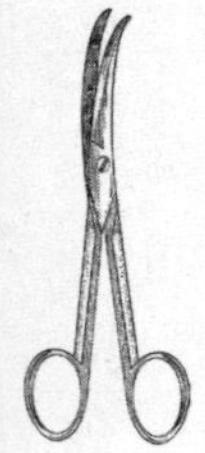

¿Cuántos corazones sanaste
y no hubo quien rescatara el tuyo?

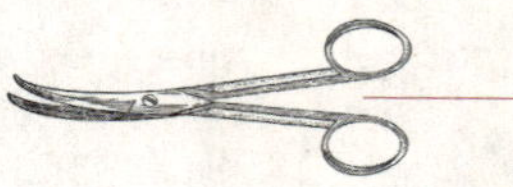

DIPLOPÍA

Te veo en todos lados,
no sé si porque en verdad te has plasmado en todos los sitios,
o es que yo tengo la necesidad de verte hasta en las grietas del camino.

Te vi en aquel chico
que me vendió un café en la mañana, también te vi en ese otro que me atendió en la farmacia,
te vi entre la multitud de gente haciendo fila para pasar al cajero,
te vi en el vecino,
sí, el del piso de arriba,
y por si fuera poco,
te veo en todas mis citas.

¿Todo me recuerda a ti, todos tienen un
poco de ti o todos son como tú?

A cada persona que conozco
le busco un pedacito tuyo,
algo que me haga sentir que sigo contigo,
un rasgo, un color, un gusto, un libro, una camisa,
lo que sea, pero que lo hayas tenido tú.
Solo así siento que te extraño menos
o tal vez solo así siento que sigues conmigo.

Te veo en todos lados y a veces ya no quiero,
¿cómo voy a olvidarte a este paso?
¿Cómo se supone que uno deja de amar en un mes
o un año?
Dime dónde conseguiste ese libro de pasos para
olvidarme,
que te juro que lo estoy necesitando.

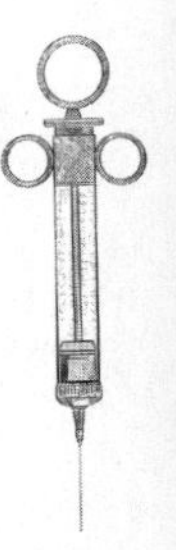

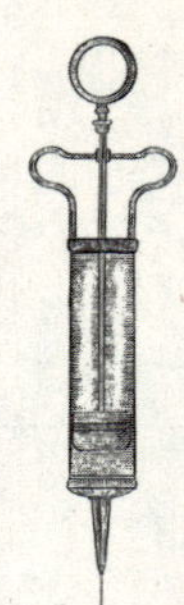

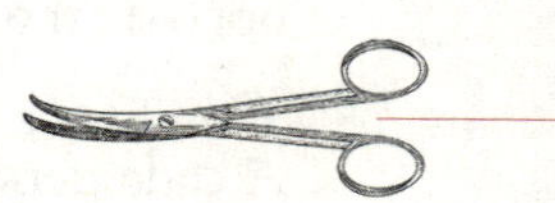

REGENERACIÓN CELULAR

Miré el microscopio
busqué mis líneas palmares,
la piel que tocaste se ha vuelto polvo en las calles,
mi cuerpo ya no es el que besaste,
mi espalda no te recuerda,
mis muslos no saben de ti.

Las células que te conocieron han muerto.

El cuerpo que viste dormir ha sido reemplazado,
soy una mentira habitando un nuevo vestido
con quemaduras de tercer grado.

Mis papilas gustativas no sabrán
de mi canibalismo entre tus piernas,
y me contengo,
me abrazo para no seguirme desprendiendo,
y pienso,
pienso que cuando me niegues será verdad
porque tampoco existo entre tus pliegues.

Puedes alardear que yo fui invento,
porque si miramos al microscopio,
es cierto.

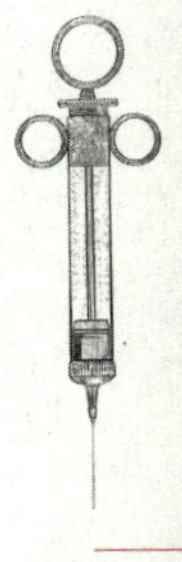

Y si un día te enteras
de que tengo Alzheimer,
tal vez,
solo así,
búscame,
búscame una vez por semana durante un mes,
me gustaría verte cuatro veces
como la primera vez.

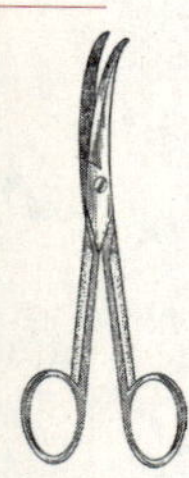

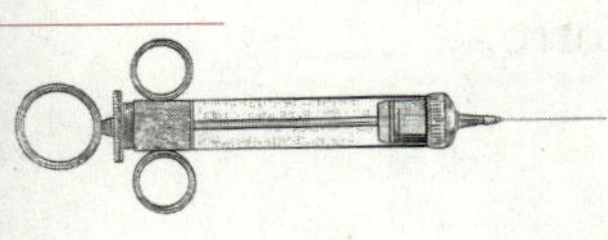

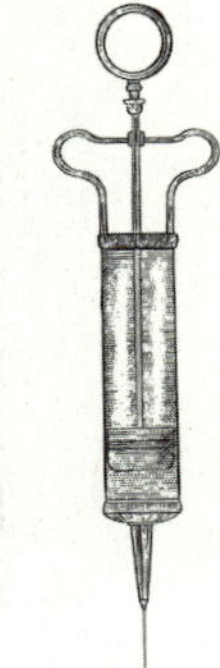

ABORTO RETENIDO

Llevo cuarenta y dos semanas gestando a un niño
que nunca va a nacer.
Te ha sacado los ojos,
y se los ha comido,
me ha secado el corazón
y lo colgó en su habitación,
lo llamo por tu nombre, a veces,
jugamos a las escondidas,
le visto con el color que hubieras preferido,
le cuento de ti como si fueras un héroe,
y llora por no poder conocerte,
a veces le llamo por mi nombre,
y escucho cómo se le quiebra el corazón,
a ella le digo mentiras,
porque no quisiera otra mujer herida.

Este niño nunca va a nacer,
quizá compartirá alcoba con algún otro,
y saldrá su hermano,
pero no él,
quizá habitará en mi próxima novela,
le pondré un poco de tu alma,
una copa de mi sangre,
y nuestra capacidad de crear arte,
y ahí será capitán de barcos,
o una prima ballerina,
y un día entrarás a librería,
tomarás un libro al azar,
leerás la dedicatoria y sabrás
que el personaje principal
es nuestro primer poema,
el hijo que gesté y se negó a nacer.

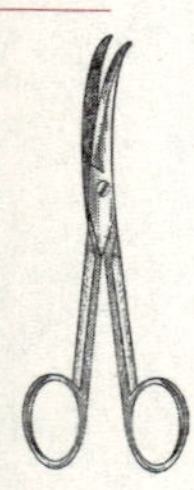

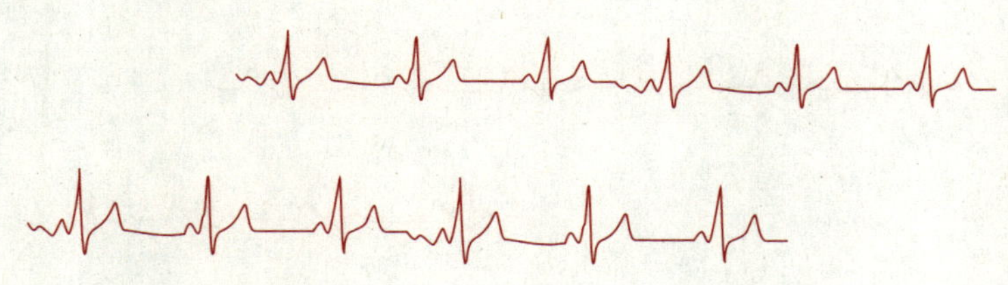

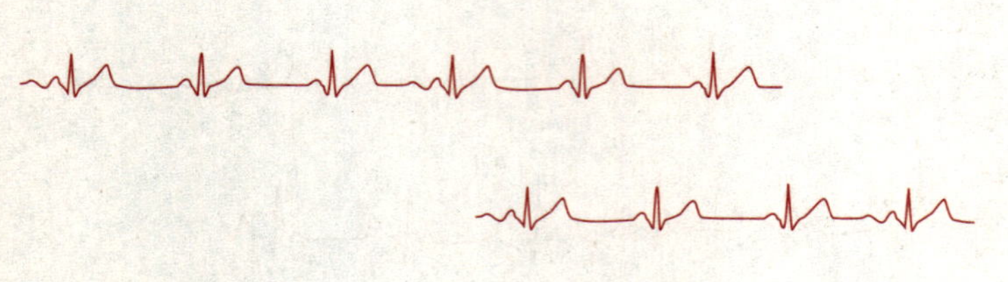

SEXTO DÍA

Doctor, comencé a escribir
porque ya no sabía
dónde poner el dolor.

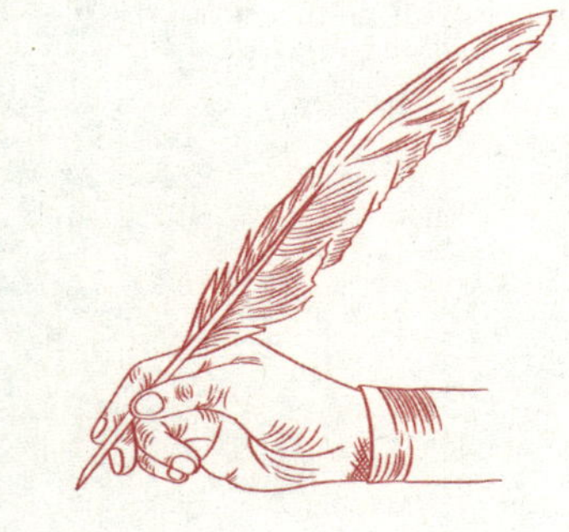

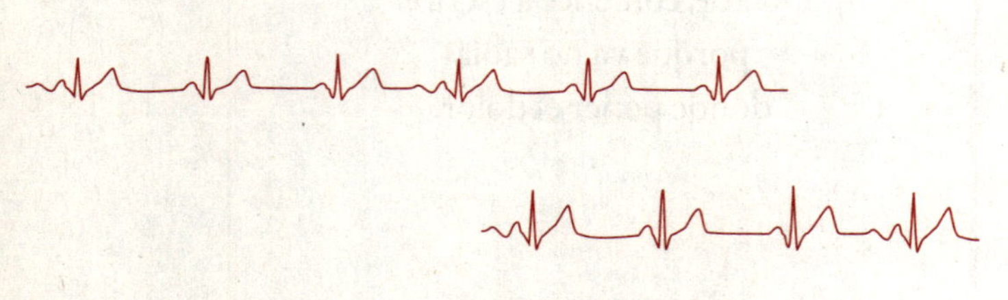

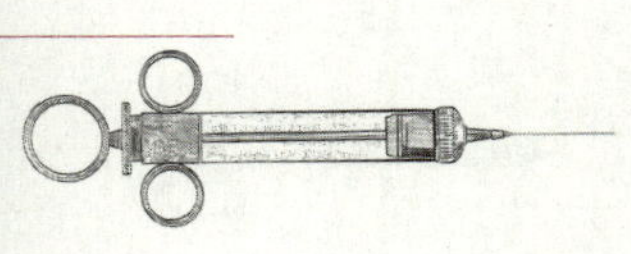

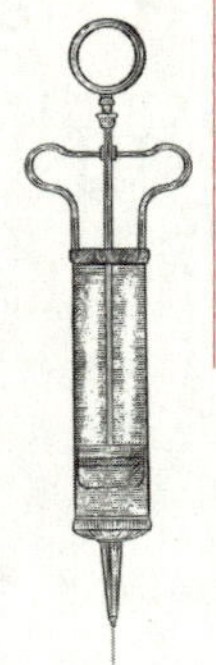

LA MORGUE

Una mujer ha entrado a una habitación, al encontrar el interruptor, su aliento se detiene cuando los ve. Cuerpos de todos los tamaños tendidos en las mesas, apilados porque no encuentran más espacio dónde colocarlos. Intenta caminar, pero hay más en el suelo; los pisa, sus ojos se cierran, intenta no verlos, se tropieza, su respiración se agita, la bilis revuelve su alma. El olor se hace más fuerte, el aire se acaba. La mujer tiene sueño, ¿dónde podrá dormir sino encima de ellos?

Así se siente entrar en la vida de alguien que no puede olvidar.

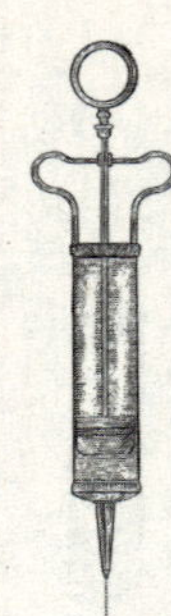

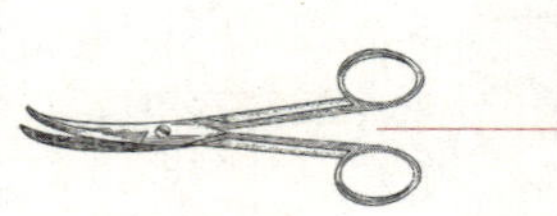

ALETEO AURICULAR

Tengo pájaros fibrilando en mi garganta,
buscando espacio para construir su casa,
me pican y entierran sus garras,
no puedo sacarlos,
no me alcanzan las manos.

Tengo cinco nidos desde la faringe
hasta el esófago,
las crías me picotean mientras cantan,
no hay madre para que les enseñe sobre vuelo,
brincan,
se suicidan
antes de conocer el cielo.

Vencejos malvados
no puedo enjaularlos,
no me gustan los barrotes
tampoco los candados.

Las aves sobrevivientes
revolotean en mis tímpanos,
mientras inerte caigo en un coma autoinducido,
me vuelvo celda,
me vuelvo llave,
caja musical,
me abres la boca y escuchas los pájaros cantar,
esta es mi enfermedad,
tengo más nidos en la garganta que en el cabello,
tengo nudos en el corazón
por tragarme los gritos
que merecías,
pero no solté
porque te quería.

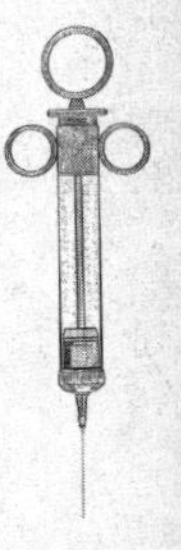

¿Por qué tocar lo que te dije
que me estaba costando sanar?

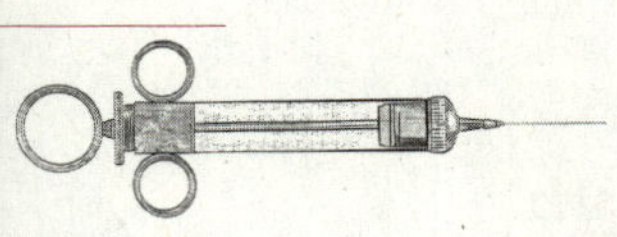

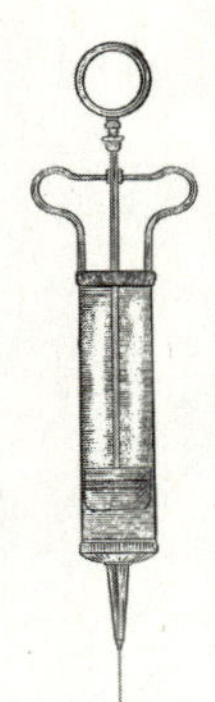

DISFEMIA

¿Quién te abrió la puerta y desde cuándo?
¿Dónde estabas escondida?
¿Te habrás alojado en mi primera palabra,
en mi primera lágrima
o en mis primeros pasos?

Me has hecho todo más complicado,
cuántas veces he perdido una discusión
porque lo ibas a hacer peor,
cuántas veces no dije lo que en verdad sentía,
porque no me dejarías,
cuántas veces grité
porque no podía hablar,
cuántas veces te has convertido en risa
cuando quise decir «ja, ja, ja más».

Me has puesto al medio de las críticas,
de las miradas,
de las burlas
y los golpes que decían que me curaría.

Me has hecho más pausada la vida,
te odio y te agradezco
por ti pienso qué palabras no usar,
y por ti pienso que me faltó mucho por decir.

¿Qué he de aprender contigo?
Que hablar tiene poder
pero callar lo tiene más,
que en el arte desapareces,
en la escritura,
en la música
y en las pinturas,
sin embargo,
siempre estás detrás.

¿Que me hiciste más fuerte?
Díselo a mis recuerdos,
al niño con vértigo en el salón de clases,
al adolescente que fingió que las mofas no le importaban,
al adulto que practica en el espejo
una plática ordinaria como
si fuese a inventar un pretexto.

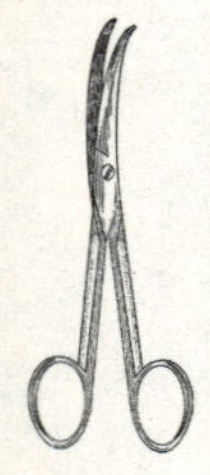

Tengo que tolerarte,
también quererte
porque no puedo quitarte.

Hiciste de tu sala de juegos
mis cuerdas vocales,
aunque has arruinado momentos importantes
también me has mostrado
que aunque el mundo se hace más rápido,
hay al menos una persona
que se queda,
que me escucha,
y olvido que soy tar-ta-mu-da.

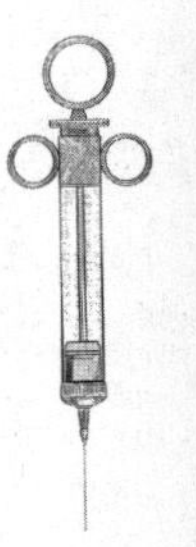

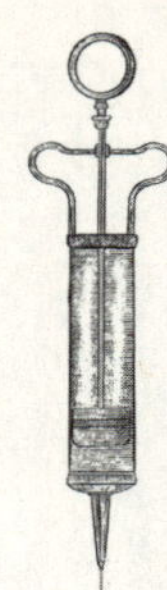

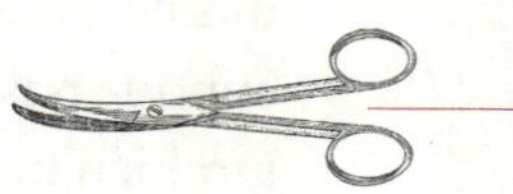

SISTEMA INMUNITARIO

Hay tres tiempos de inmunidad: innata, adaptativa y
pasiva,
pero yo quería una más, tú.
Te di un rol que no te correspondía,
quería ser tu niña,
porque no lo fui hace veinte años,
quería desconectar mi cerebro,
acurrucarme en tu pecho,
sentirme protegida,
te vi como refugio,
como hospital,
como orfanato.
Y como niña en crisis de separación,
hipervigilante por miedo al abandono,
miraba tus gestos,
tu tono al hablar,
si mi nombre hoy se escuchaba diferente en tu boca,
si me miraste de reojo, fijo o a medias,
dónde estás, cómo, cuándo y con quién,
sentada a la puerta esperando verte volver,
te hostigué,

no hace falta hacérmelo saber,
te convertí en mi albergue privado,
el leñador que mata lobos en el bosque,
el que saca al diablo de la cama,
te puse una carga no correspondida,
eran mis ganas de ser niña,
tu niña.

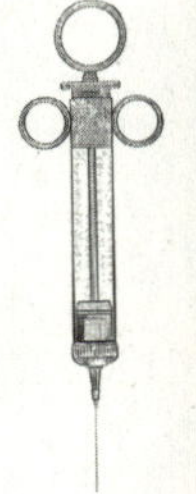

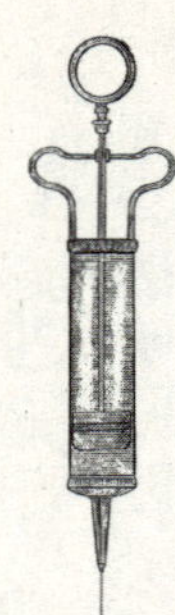

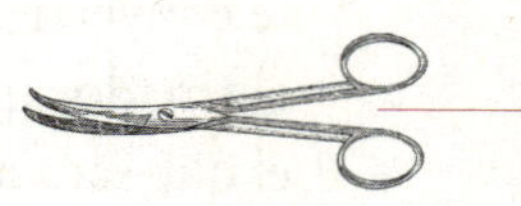

SÍNDROME DE LA BATA BLANCA

A todos aquellos que vendrán después,
sepan que repararse no es quedar igual que antes,
lamento si los hago sangrar con los filos de mis pedazos
mal puestos,
si les provoco heridas con cada huida.
si los corto al pasar las páginas de otra historia.

Lamento mi pulso frenético,
mi hipertensión violenta ante cualquier intento de amor,
mi reacción espontánea parecida a sentir dolor.

Lamento mi desconfianza interminable
y mis juicios basados en lo que me hicieron otros.

Lamento ponerlos en la balanza
y hacerlos competir contra un recuerdo.

Me da mucho miedo creerme sana,
darme la oportunidad,
abrirme el corazón
y después darme cuenta de que sigo enferma,
de que hay fantasmas escondidos
que no quiero,
pero no olvido.
Y que mi cuerpo sea un sitio con actividad paranormal
en donde se aparece un doctor
que escribe poesía en forma de profecía
para advertirme que acabaré herida.

Me da miedo
disparar primero
a aquel que levantó la mano para acariciarme el alma,
me da miedo responder a su cariño como si fuera peligro.

Me da miedo perder vida,
mi piel turgente,
mi sonrisa joven,
mi cuerpo enérgico y flexible,
mi última década joven,
por mi tonta y torpe incapacidad de superar.

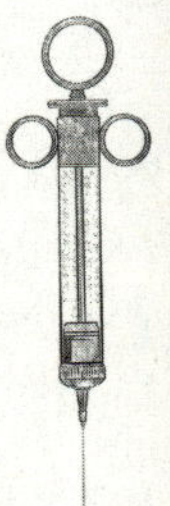

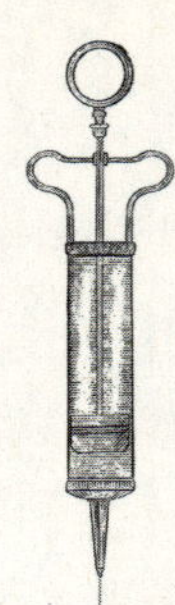

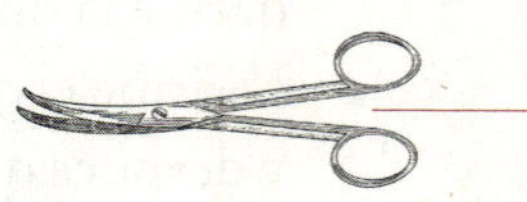

FLEBOTOMÍA

Papá, ¿no lo ves?
Mi necesidad de alimentarme del mínimo afecto de otros
por la falta del tuyo.

Me convertí en carroña para los hambrientos,
dejando que devoren las sobras
de la niña que llora en las puertas
esperando tu regreso.

Soy granada, salpicando las paredes,
intentando ser una tinta que no se olvida.

Papá, permito que me lastimen,
que me mastiquen,
en mi intento de encontrarte,
y muerdo a quienes no se parecen a ti.
Y no sé por qué quiero que sean como tú,
si en ti no hay amor.

¿Me buscas en alguien?
Quizá en una flor vulnerable,
en una caja de crayones,
en el reloj que se detuvo
y tal vez veas a esta hija que llegó a tu vida tarde.

¿Cómo vives cuando una extensión de ti
busca moldear una pieza con tu forma
para cubrir la ausencia

Te veo en todas las arrugas,
en los pacientes al borde de la muerte,
y ruego no se vayan,
pensando que así te detengo,
y mueren,
y tú mueres varias veces en la misma semana.

Lloro funerales de personas con vida,
para que no duela tanto cuando me dejen.
Me enseñaste a prepararme para las despedidas,
y, a volverme cerrojo cuando quieren irse.

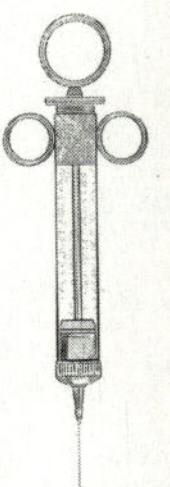

Alguien llega y le digo adiós
antes que hola,
porque se irá,
después de ti,
vivo esperando que todos se vayan
mientras les pido que no lo hagan,
aunque acaben de llegar.
¿No lo ves, papá?

Sigo tomando decisiones pensando
en el qué dirás.
En si te defraudo,
en si te sacaré una sonrisa.

—Doctor, ¿qué tan mal debo estar para
pensar en la opinión de un fantasma?

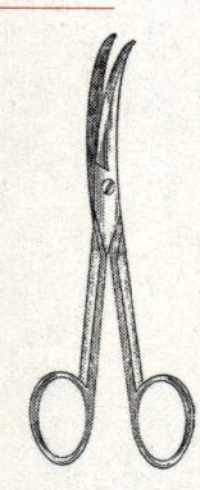

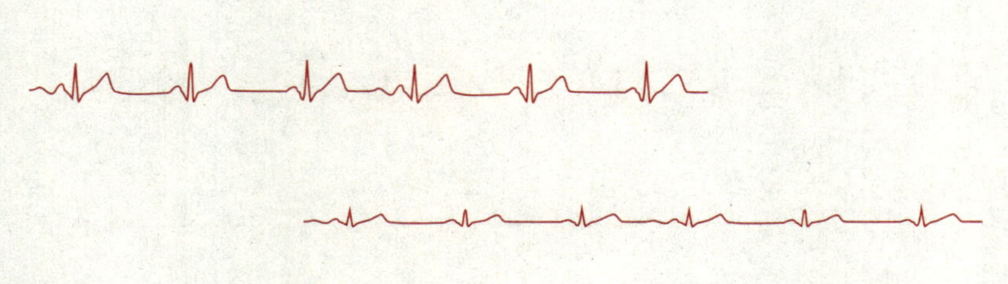

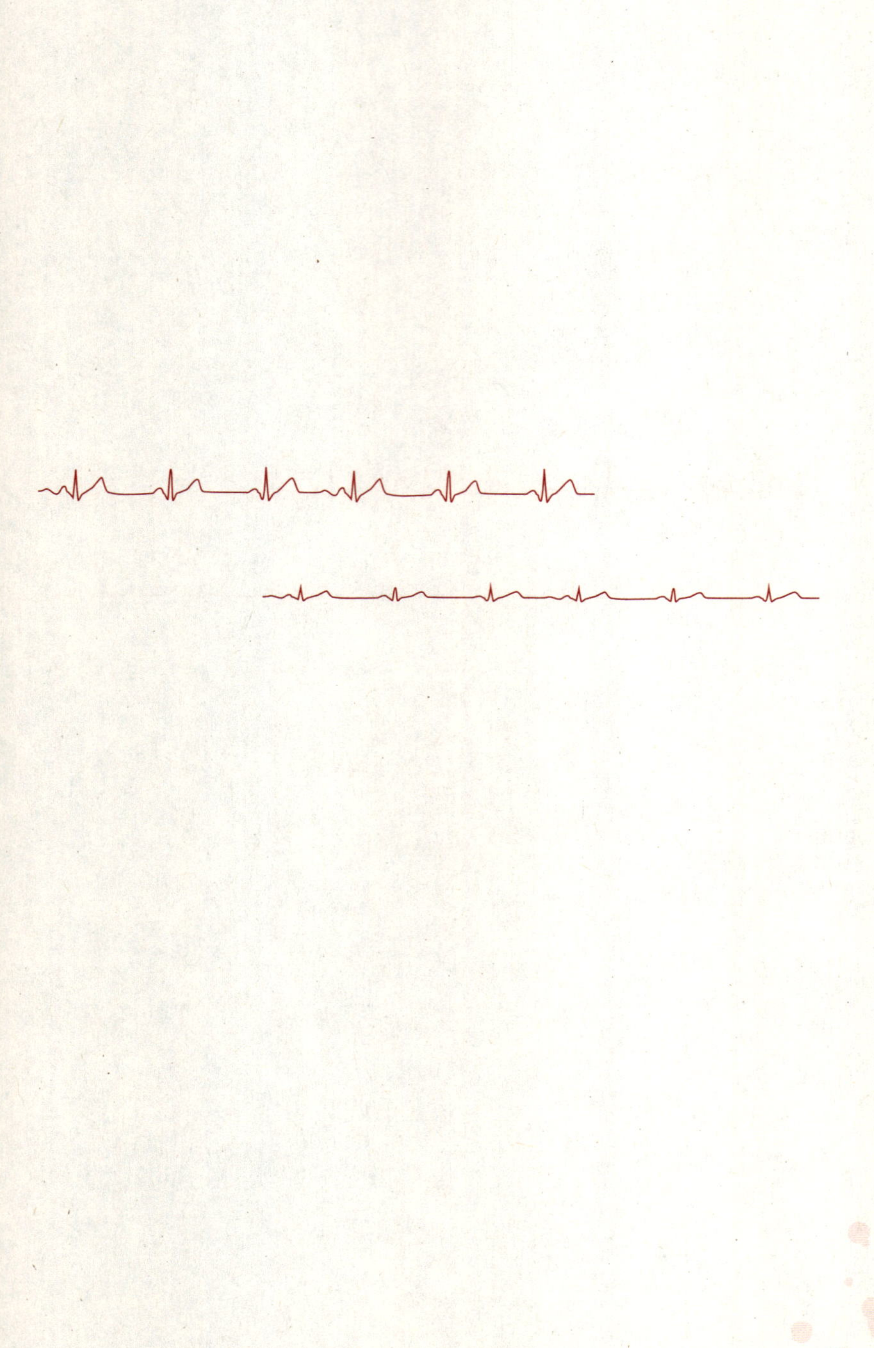

SÉPTIMO DÍA

Doctor, tal vez las cebollas
cuentan historias
que solo los ojos escuchan.

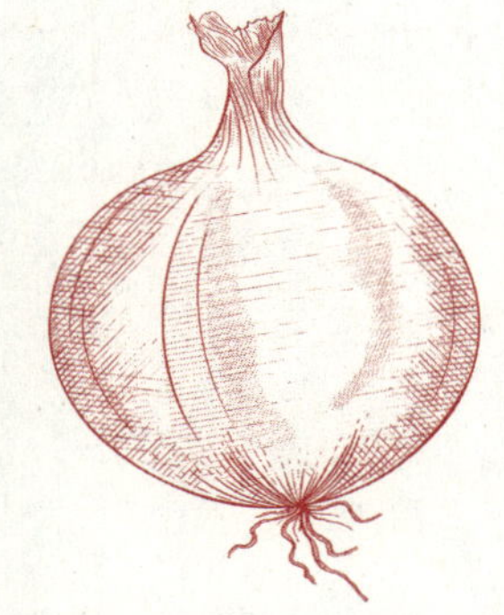

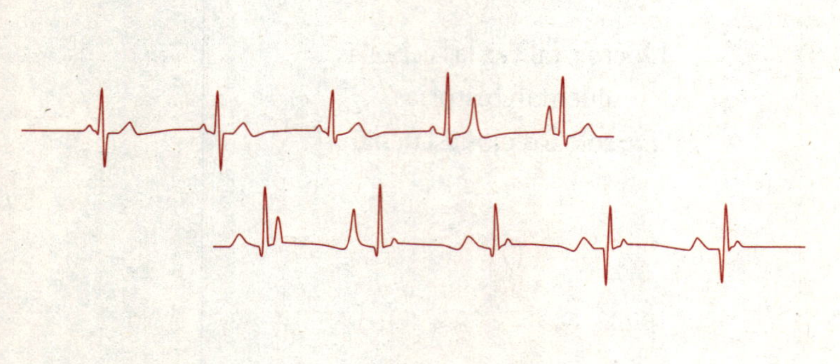

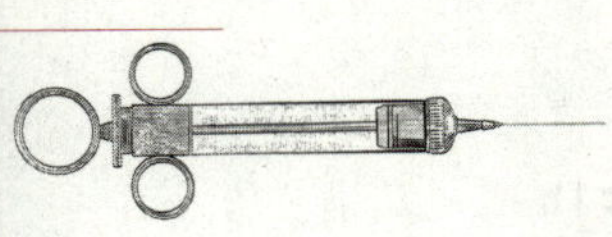

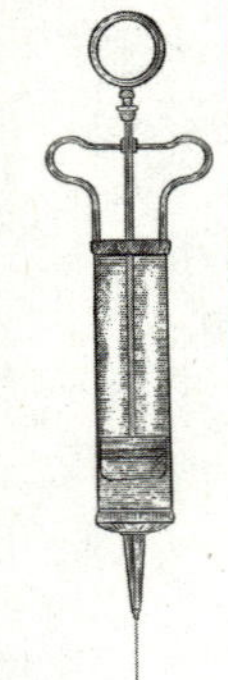

ECTOPIA CORDIS

Dejar que te sepan vulnerable
es como ir con la carne abierta por la calle
mientras todos ven cómo te sostienes las vísceras con las manos.

No digas que no te quieres,
no digas que hoy eres débil,
no digas que tu sueño es ser amada,
no digas que has intentado suicidarte
con el deseo de fallar,
no digas que quisieras ser cuidada,
no digas que la mujer de tu expareja te parece muy guapa,
no digas que no quieres estar sola,
que la soledad te agobia,
no digas que tu cama se siente vacía cuando
miras al costado y la almohada no te pone los labios encima,
no digas lo primero que pisa tu lengua,
miente.

Cuando el corazón te crezca tanto que te obstruya las vías respiratorias,
miente,
cuando crezca tanto que se salga de ti,
miente,
cuando el vómito te esté llegando al cuello,
miente,
cuando no quieras levantarte,
cuando tu cabeza sea insostenible,
cuando le llores a lo que todavía no muere,
miente.

Lastima leer la verdad,
crea una historia fantasiosa,
cortarte las comisuras para que sonrías en el día,
trapea la tinta roja de la cocina,
miente,
creciste en los árboles,
no sabes qué son los padres,
nunca pierdes,
porque devoras a los que ganan,
miente,
nadie quiere verte delicado,
nadie quiere saberte humano.

El problema es que siento
que me conociste rota.

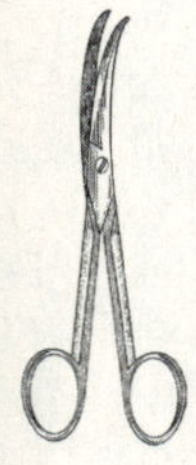

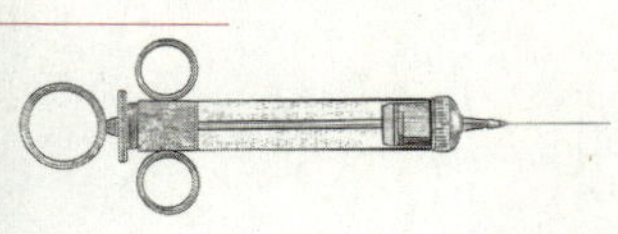

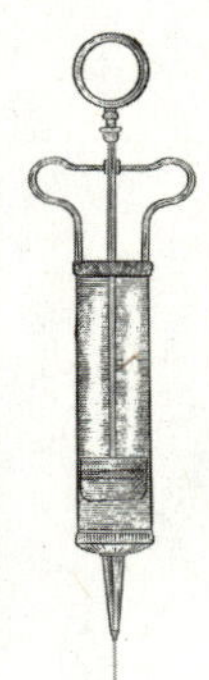

INTERCONSULTA A OFTALMOLOGÍA

Cámbieme estos ojos, doctor,
están descompuestos,
sí, ven,
pero se niegan a ver,
o solo ven lo que quieren
y que yo no quiero ver.

Y miro a la fluoxetina como millones de sonrisas
pequeñitas
un montón de dientes blancos
compactados en una pieza,
agito la caja
imagino que ríe.

Hablaré con el alprazolam antes de que anochezca,
le contaré de ti
hasta que llore
exageraré hasta que te odie
hasta que quiera acabar contigo
y te busque como asesino,
en mi corazón ya no estás.
¿A dónde te has ido?

Y no me curaré,
pero al menos dormiré
sin llorar otra vez.

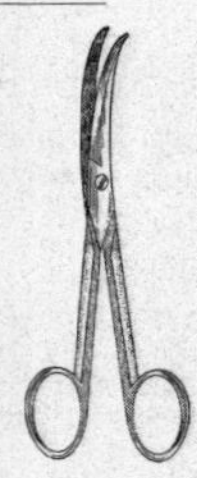

Y si esta noche te detienes
a estudiar mi alma
como estudias anatomía
y trazas el punto exacto de mi encuentro a tu olvido,
y buscas el origen del nervio que te tiene atado
a mi columna,
y si dibujas sobre el hemisferio que te guarda como
recuerdo,
podrías entender por qué mi esqueleto termina contigo,
como la leyenda de los cuerpos unidos,
me siento desgarrada cuando te miro.

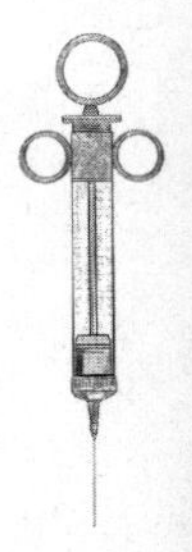

¿Podrías colocar un injerto de piel de donde te has desprendido?

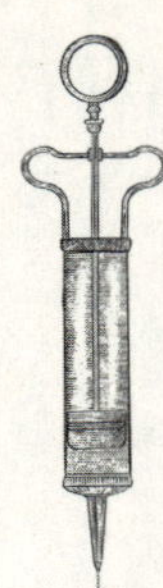

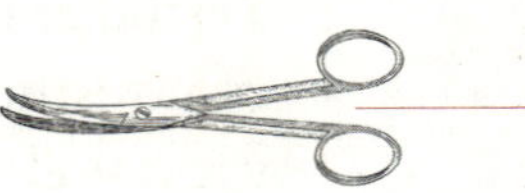

ANAMNESIS

Me preguntarás sobre mí,
no responderé.
Me preguntarás sobre mí,
asentiré con la cabeza y mostraré quietud.
Pero cuando me desnudes el corazón,
preguntarás sobre mí
y te diré por qué oculto mi nombre,
entenderás por qué aunque tengo veintisiete,
nunca tuve dieciséis.

Te hablaré de cuando mi padre se fue de casa,
y que lo único que me queda de él
es una enfermedad hereditaria.

Te confesaré mis miedos,
la comida, las arañas,
y a mí mente cuando no está ocupada.

Te diré que la luz fuerte me da migraña,
y también mi canción favorita después de que la dediqué,
soy intolerante a la lactosa
y a que me oigan sin escucharme.

Tengo una amnesia muy rara,
porque hay desconocidos
que me sé de memoria.

Tengo empatía con las margaritas,
porque a mí también me deshojaron
para ver si me querían.

Tal vez te hable de mi composición corporal,
sesenta por ciento agua
y el resto, partes de las personas a las que amé.
Por eso evito volver a querer,
por temor a quedar sepultada
por todos los pedazos que robo
para no olvidarlos.

Señorita, ¿cuál es el motivo de su consulta?

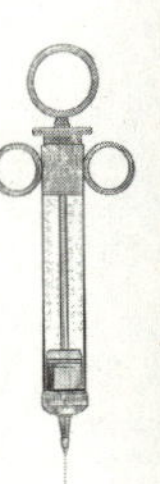

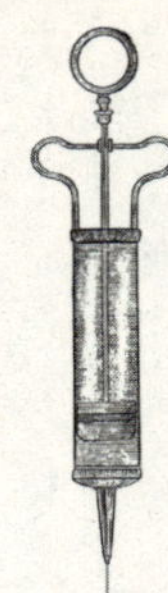
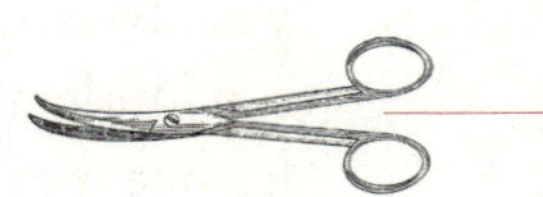

ANATOMÍA DE LA FRAGILIDAD

No te canses de mí.

Sé que soy sumamente difícil,
me ahogo en un vaso sin agua,
me tiro al suelo y me quiebro mientras busco
    una salida
que está frente a mí
y que no puedo ver,
o no quiero ver,
o me rehúso a ver
o quizá de verdad no puedo ver.

No te canses de mí,
de que siempre estoy hablándote de la misma herida
invisible,
de que te digo que aquí,
aquí,
aquí me duele,
aunque ahí mismo me dolía ayer,
antier,
anteantier.

No te canses de mí.

Soy insoportable,
sé que tendría que haber superado mi infancia
hace más de veinte años,
pero sigo mirando el calendario
mientras te pregunto si estará bien
—por milésima vez—
alzar el teléfono y llamar al padre
que —por milésima vez—
no ha contestado.

No te canses de mí,
de que el programa meteorológico
en mi cuerpo es un fracaso,
porque dice que hoy será soleado
y —sorpresa—
se presentó un huracán categoría cinco
que nos dejó sin casa.

No te canses de mí,
por favor,
de mi cuarentena eterna,
mi farmacia en el bolsillo,
de mis preguntas obsesivas,
de mi complejo de arqueóloga
estudiando los restos de lo que un día fui.

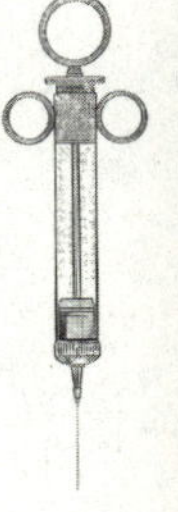

Yo sé que estaré mejor,
estoy segura,
ya casi lo estoy logrando,
estoy cerca de avanzar,
veo venir el siguiente paso.

No quiero detenerte,
no quiero que cargues conmigo,
lo estoy intentando,
ya casi...
ya casi...
Resiste,
resisto.

Estoy peleando,
no me voy a rendir,
te juro que voy a salir.

No te canses de mí.

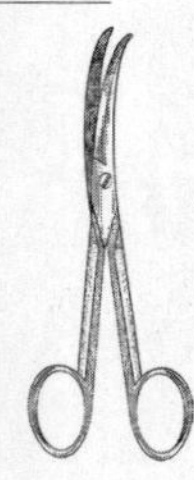

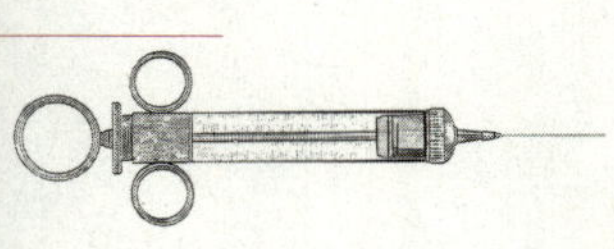

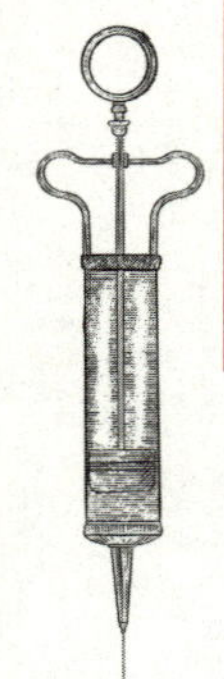

RECHAZO DE INJERTO

Me puse una piel que no me queda esperando que me
 veas,
me cubrí los pechos para que hablemos a los ojos,
me hice pequeñita para caber en tu caja de objetos
importantes,
y me quitaste para hacer espacio.
Fui tantas personalidades contigo
que ya no recuerdo a quién quisiste.
Disculpa, ¿no olvidé mis sueños en tu almohada?
En mi cama dejaste unos besos que no eran para mí.

Me paso la vida buscando
la salida de emergencia a donde quiera que vaya.
Pero cuando llegué a ti,
nunca pensé en catástrofes,
siempre quise vivir.

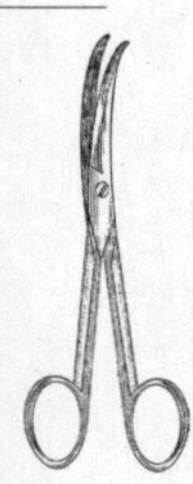

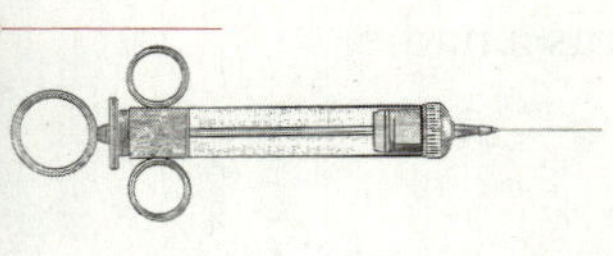

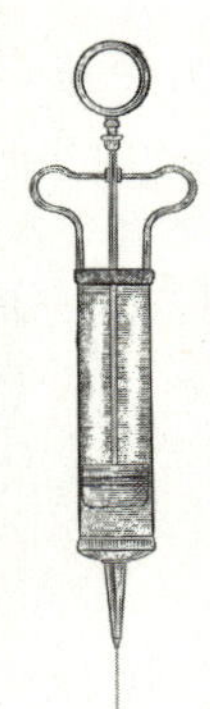

ARCHIVO FORENSE DE UN CUERPO ENTREGADO

En tu hambre, toma mi cuerpo,
mi corazón sabe a sal, mis ojos a caramelo.
Construye tu casa con mis costillas,
mi piel puede ser tu sábana cuando sople el frío.

Devórame cuando la guerra nos alcance,
y necesitemos refugiarnos del peligro.
Bébeme cuando tu sed queme;
puedo ser café con sabor a licor en madrugada,
o puedo ser sangre con sabor agua.

Inhala mi oxígeno cuando te ahogues,
toma mis ojos cuando tú no quieras ver.

Hazme pequeña, dóblame en tus maletas,
puedo romperme en tres piezas, en mil piezas,
consciente de que quererte es dejarme consumir por ti.

Habitar en ti, correr por tu sangre,
conocer la versión que no le muestras a nadie,
la que no ves, la que no escuchas,
la que ni tú conoces.
Quiero la exclusividad de saber cómo te ves desde
dentro,
y que tú sientas los efectos secundarios por dosis altas
de mí.

Toma mi cráneo, mis lóbulos,
cuando no quiero pensar,
piensa por mí
cuando necesito dormir,
vacíame,
mastícame
como quien lee un libro para explicárselo
con las migajas más exquisitas al que no sabe leer.

No te asustes si cuando me pidas quitarme la ropa,
yo me quito la piel.

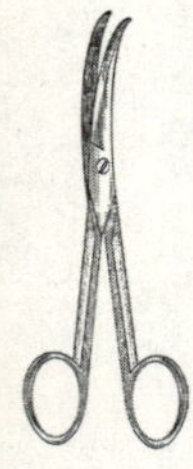

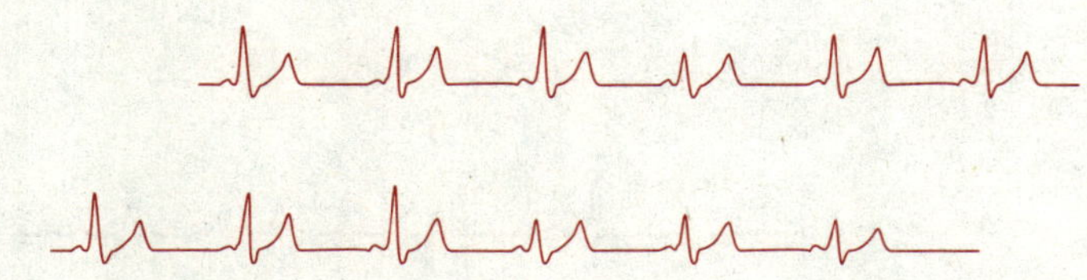

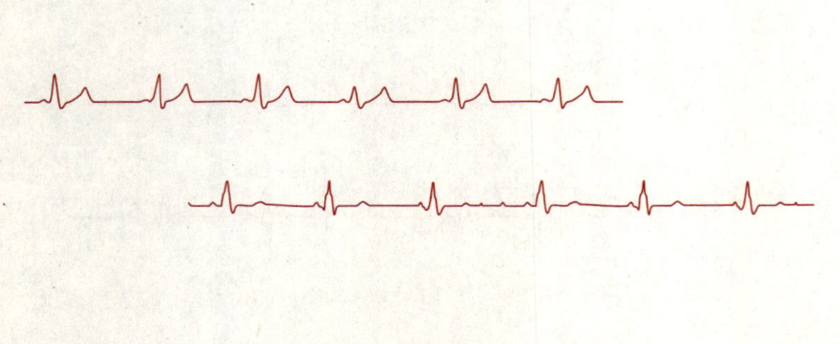

OCTAVO DÍA

—Doctor, ¿de qué me sirven los recuerdos?

—Evitan que regreses.

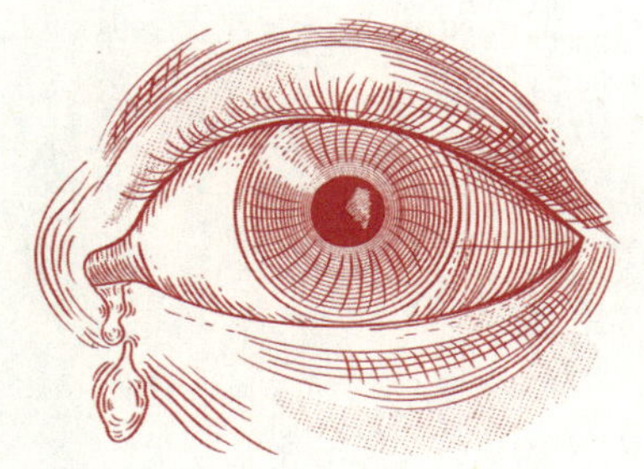

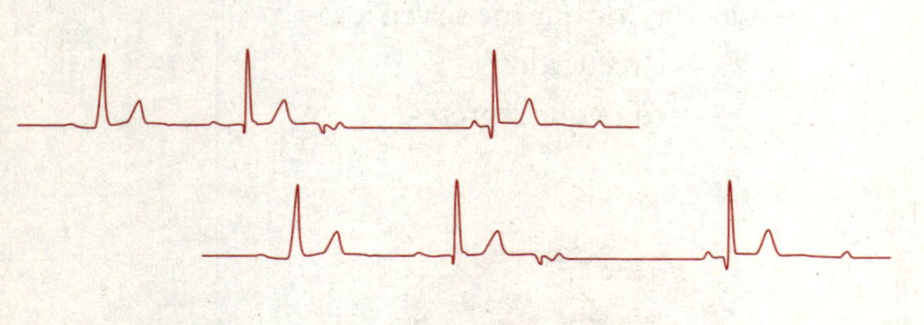

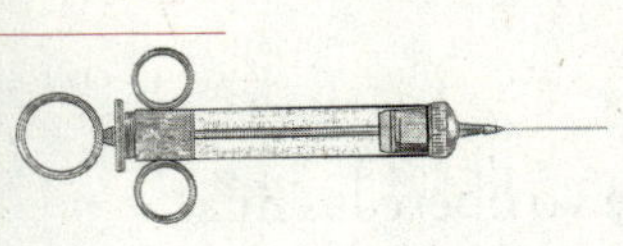

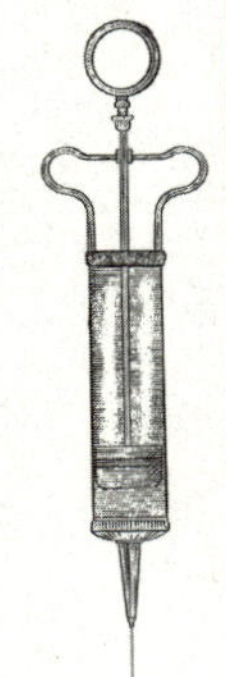

APNEA

Cuando no estás, ¿a dónde voy yo?
La pregunta me llena de culpa,
porque construí un mundo con tus medidas exactas,
y compuse canciones percutiendo tus pulmones.

Treinta y tres...
treinta y tres...
treinta y tres...

Di mi nombre...
Di mi nombre...
Di mi nombre...

Tu frémito le dice a mi palma que existe para llamarme,
nómbrame otra vez,
como tú prefieras,
yo formé casa debajo de tus tegumentos,
tú créame un título para pronunciarlo cuando no estés.

¿Quién soy cuando te vas?

Vivo cuando me tocas,
cuando me dices que soy tuya,
y vuelvo a sentirme mía
cuando ocupas tus manos para que yo libere las mías,
cuando me haces sentir musa
aunque yo sea la poeta,
cuando lees mis poemas
y confirmo que tu voz
se creó para mí.

¿Quién seré cuando no estés?

La mujer que vivirá entre los libros,
buscando cómo recrearte,
preguntándose si te amé tanto,
o si solo me enamoré de mi forma de escribir de ti,
de la persona que era yo
haciendo tesis de la medida de tu cuerpo en besos,
contando tu número de respiraciones
para llegar al orgasmo.

¿Quién seré cuando no me nombres,
cuando no te escuche,
cuando no te escriba,
cuando no me respires,
cuando no sea tuya
y no me sienta mía?

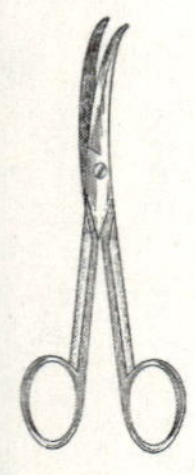

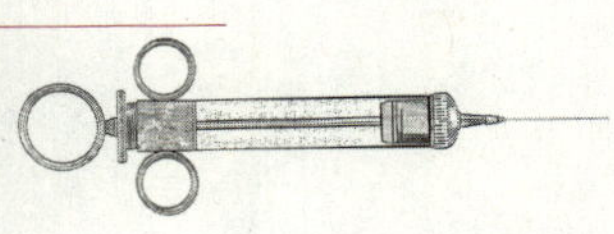
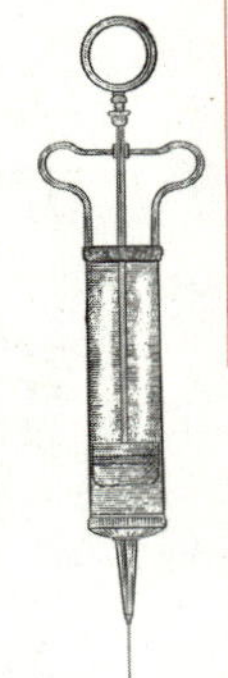

MORDEDURA DE HUMANO

¿Quién elegirá mis ojos tristes, corazón?
Mi pecho desértico,
mis hombros débiles,
mi boca desgastada.

Te juro que no estoy tan rota,
solo me he vuelto una metáfora
para las epíforas,
soy el síndrome que anhela
ser llamado por tu nombre.

Soy quien espera la reacción adversa
de tu mordedura,
amor,
quiero convertirme en ti,
fría ante el tacto,
e insensible al frío.
Capaz de ver a la cara
a quien tejió su ropa con mis pestañas,
sin volver a sonreír.

Yo no puedo verte como herida,
amor.

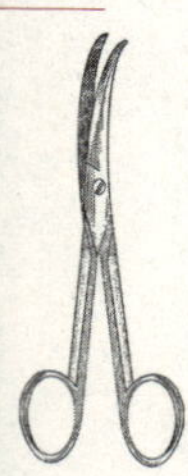

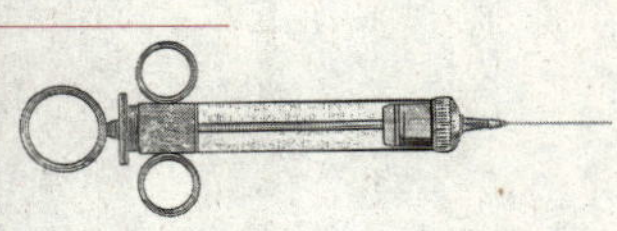

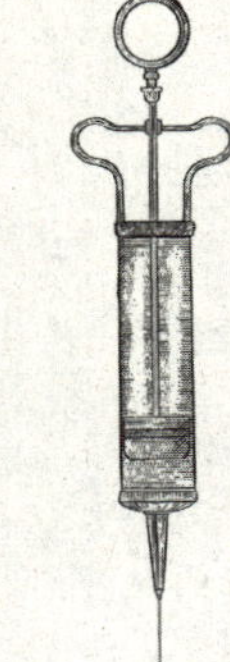

SHOCK SÉPTICO

¿Qué dejaste olvidado en mi corazón?
¿Una pinza, una gasa,
o un «volveré»
que todavía te cree?

—¿Cómo haces para quedarte si ya te fuiste?

—Resección quirúrgica.

Dejé de sentirme sola
cuando hice las paces con las voces que me habitan,
con la niña que llora en una habitación después de un
golpe,
con la adolescente que le dio miedo saltar del tejado,
con la mujer que no sabe quererlo,
con la otra mujer que sigue tocando la puerta
en donde ya le dijeron que ahí,
amor,
nunca vivió.

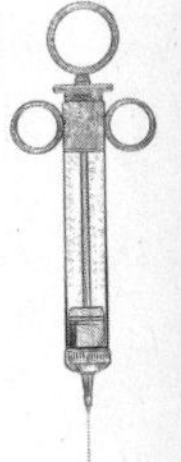

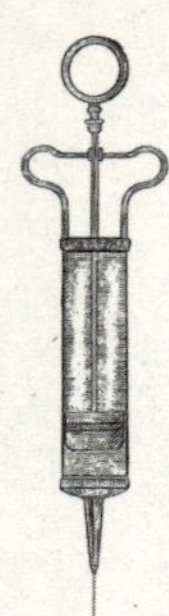

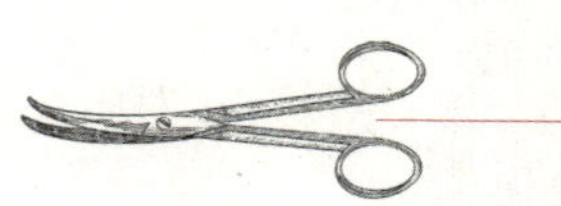

SÍNDROME DEL HUÉSPED FANTASMA

Extraño cosas que no existen,
la risa de mi madre,
el abrazo de mi padre,
mi madre vive y bebe sus lágrimas,
mi padre vive y acurruca los niños
que no son sus hijos,
y extraño que me quieran,
aunque no sé qué es querer.
Extraño mi niñez,
aunque mi madre dice que nunca tuvo una bebé,
que ella parió una mujer.

Hablé muy rápido,
aprendí a callarme pronto,
caminé muy rápido,
aprendí a detenerme pronto.
No causé muchos problemas,
y lloré muy poco.
Mi madre dice que para qué fotos de hace veinte años,
si me veo igual que cuando nací,
que nunca fui pequeña, asegura con orgullo
mientras yo me siento tan vacía.

¿Quién me escondió la inocencia?
¿Alguien se equivocó y por error tomó mi infancia?

Yo sé que está por ahí,
devuélvanmela,
lo suplico,
déjenla en la puerta,
en una canasta,
no presentaré cargos,
la quiero,
aunque esté un poco estropeada,
aunque le falten pedazos
o tenga parches,
quiero a la niña que debió estar en el espejo,
pero la suplantó una adulta.

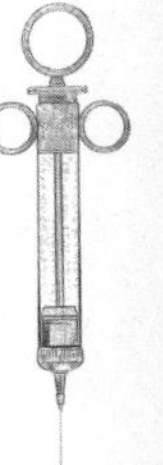

Extraño habitar la casa que nunca fue mi hogar,
quiero existir ahí
y reír para que un día
en una psicofonía
se escuche el recuerdo
de la mujer que nunca fue niña.

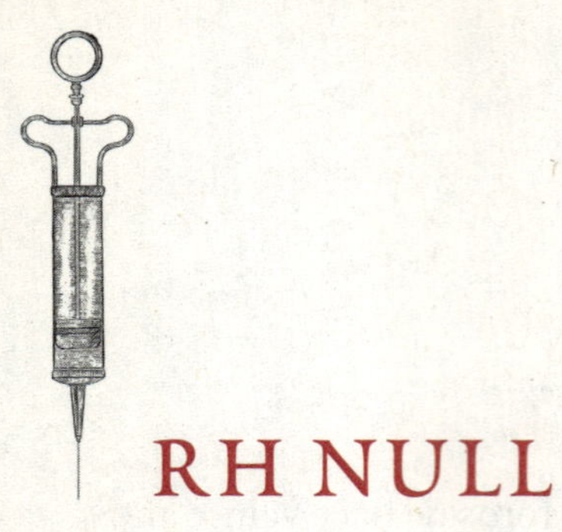

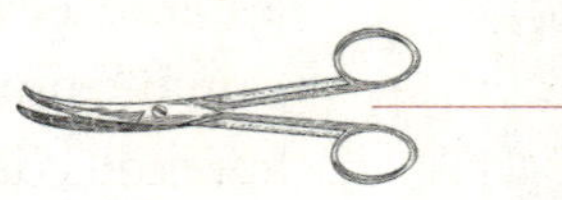

RH NULL

Quiero pertenecer,
no ser quien va detrás de otros
sin alcanzarlos.
El artilugio que nadie escoge,
que nadie entiende,
que nadie quiere,
incompatible con todos los grupos,
incapaz de ser necesitada.

Nula, tan nula y sin importancia
que poco o nunca se habla de ella en los libros,
un caso aislado,
una cifra que no vale la pena reportar.

¿Qué hago con este deseo
inmenso de ser parte de algo,
de alguien?

Si me miran y no me ven,
me escuchan y no me entienden,
nadie me guarda en su historia,
ni me presta un sueño en su colchón,
hago ruido y sigo siendo invisible,
un alma atrapada que solo ve vivir a otros,
ríe por otros,
aplaude por otros,
y que se festeja a sí misma en silencio.

Desearía que el fuego me acepte,
o quizá el agua,
una planta en un estante,
o la sombra que necesitan algunas flores,
quizá un pétalo,
una silla inestable
o el polvo,
será el polvo a quien no le pida permiso
para quedarme.

Me ves con cara de tonto,
y vuelvo a ser la mujer que quise,
la que no conoce el vértigo
cuando baila en la luna.

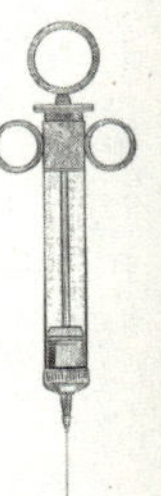

Y hay fotografías en el buró,
una habitación para dos,
una lista de cosas por hacer antes de morir,
y estás ahí.
Tu risa incesante,
tu esencia en los muros,
tus brazos esperando levantarme,
y estás ahí
diciéndome: «¿qué esperas? Ven»,
y no me muevo,
te estudio como si fuera la última vez,
me apresuras como si ansiaras rodearme
hasta volvernos uno,
y estás ahí...
hasta que abro los ojos.

—Infusión de Propofol.

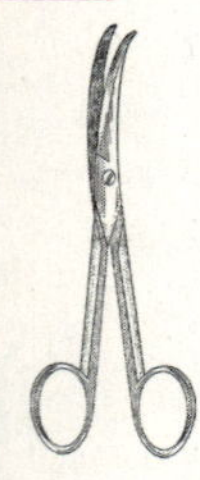

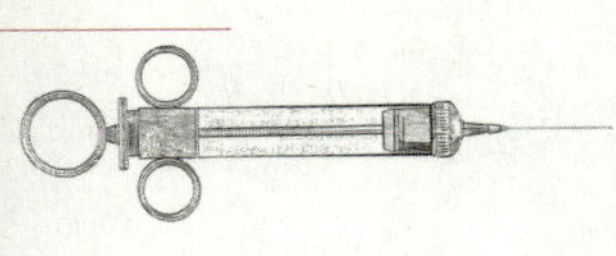

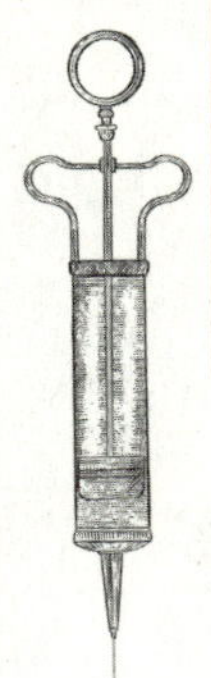

SALA DE ESPERA

Miro la cruz frente a mí y pienso cuántos más en esta misma banca han clamado por no pronunciar un adiós, pero un quejido a lo lejos hace vibrar la fe. Una mujer clama al cruzar la puerta de entrada y un anciano la ve cuando está a punto de salir. Alguien muere de la peor manera, alguien nace de la peor manera, alguien saluda a su hijo, alguien abandona a su hijo, alguien pide perdón, alguien se retuerce por no haber pedido perdón. En este momento, alguien pierde al amor de su vida que no nació; en este momento, alguien se truena los dedos por haber cometido un error, alguien esconde una hoja para cubrir ese error. En este momento alguien entra para no salir.

El hospital, el centro nocturno en donde la muerte viene a bailar con la vida al compás del dolor; y nosotros, los espectadores de aquel vals, mientras lanzamos flores en su pieza triunfal. ¿Quién es el doctor en esta obra? El pianista que está a punto de perder los dedos por no dejar de tocar para esos dos que no dejen de bailar.

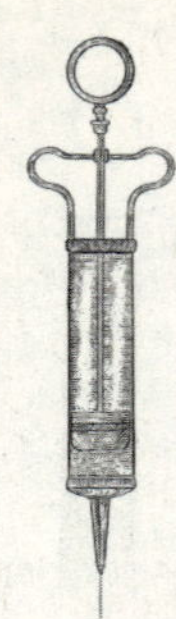

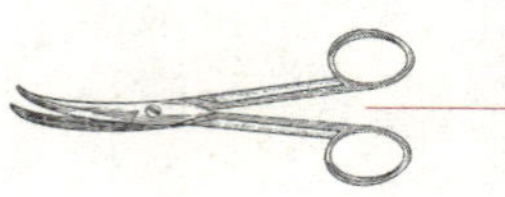

ENSAYO CLÍNICO

A ella, cuando sienta tu tibieza,
dile que alguien más fue víctima de tu fuego
y se sigue tratando las quemaduras.

Cuando tu sangre corra por su linaje,
dile que acabaste con la ilusión de ser madre
de alguien más.

Y cuando le recites versos creyéndote Orfeo,
dile alguna vez que fuiste Perseo entregando la cabeza de
Medusa.

A ella, cuando te diga *ojalá te hubiera conocido antes,*
sonríe y dile que *llegó a tiempo,*
justo después de que te cansaras
de romper tus juguetes.

Hazle saber que alguien se sacrificó sin saber
para que supieran quererla.

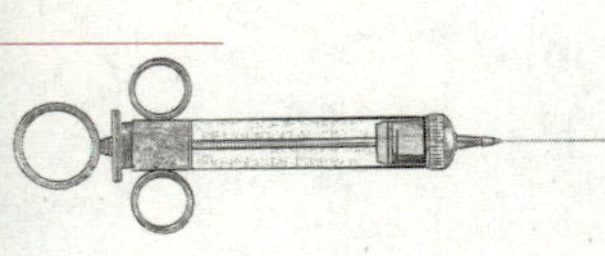

SOLICITUD PARA TERAPIA ELECTROCONVULSIVA

Quiero olvidarte el domingo,
cuando la manecilla apenas toque las doce.
Quiero recuperar el único día que me regala la vida
para estar sin ropa por la casa
comiendo comida fría,
sin mirar a la ventana y preguntarme si vendrás.

Quiero olvidarte el domingo,
para poder comprar un boleto de tren a primera hora
el lunes,
no llevarme maletas,
no mirar atrás,
ni calcular los kilómetros de distancia
que me separarán de volver a verte
por accidente.

Pero antes, quiero recordarte un último domingo,
romper la dieta
y ver nuestras fotos sin borrarte la cara,
cerrar los ojos y susurrarte
como mi más bonito ojalá.

Quiero abrir la caja
donde guardé las postales con tu aroma,
las cartas donde el amor
todavía existe,
las entradas a los cines,
a los conciertos,
a los bailes.
Vaciaré el armario
y buscaré tu ropa,
la que me hacía sentir que éramos
un siempre.

Prenderé la hoguera
y lanzaré todo lo que pertenezca,
y espero, ese día,
ya no sentirme de ti.

El domingo borraré las conversaciones,
iniciando con las que decidí guardar
en aquel teléfono viejo.

El domingo dejaré de extrañarte,
dejaré de escribirte poemas,
no sin antes dedicarte un último
(o quién sabe si este lo sea).

El domingo me despediré de ti a ciegas
porque tampoco es mi idea volver
a verte.

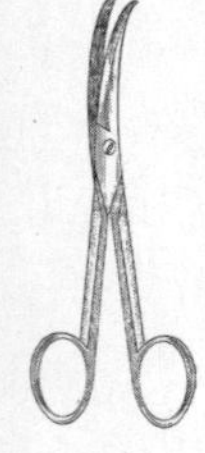

El domingo escucharé todas las canciones
que nos dedicamos
y las que alguna vez pensé en hacerlo.

Un domingo
te diré un adiós
que no vas a escuchar,
y me diré adiós,
a la mujer que no seré junto a ti.

El domingo menos pensado lo haré,
no sé de qué mes o qué año,
todas las semanas se me da
un domingo de oportunidad.

Pero de que quiero que sea un domingo,
estoy segura.

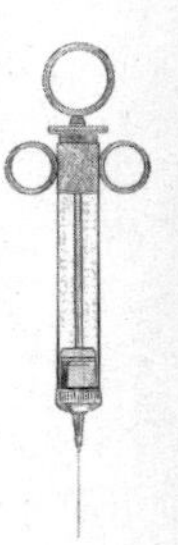

NOVENO DÍA

La paciente solicita su alta voluntaria.

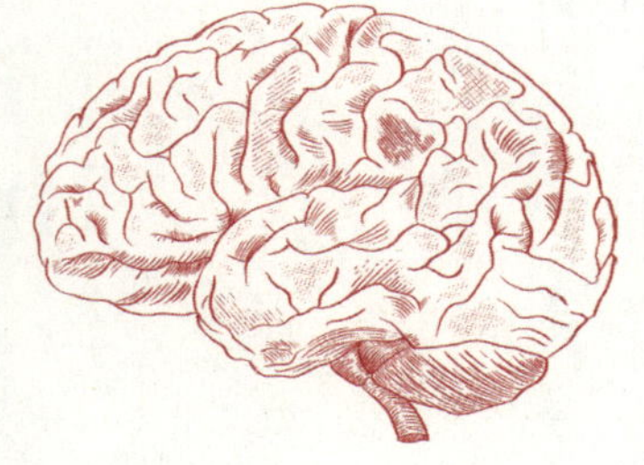

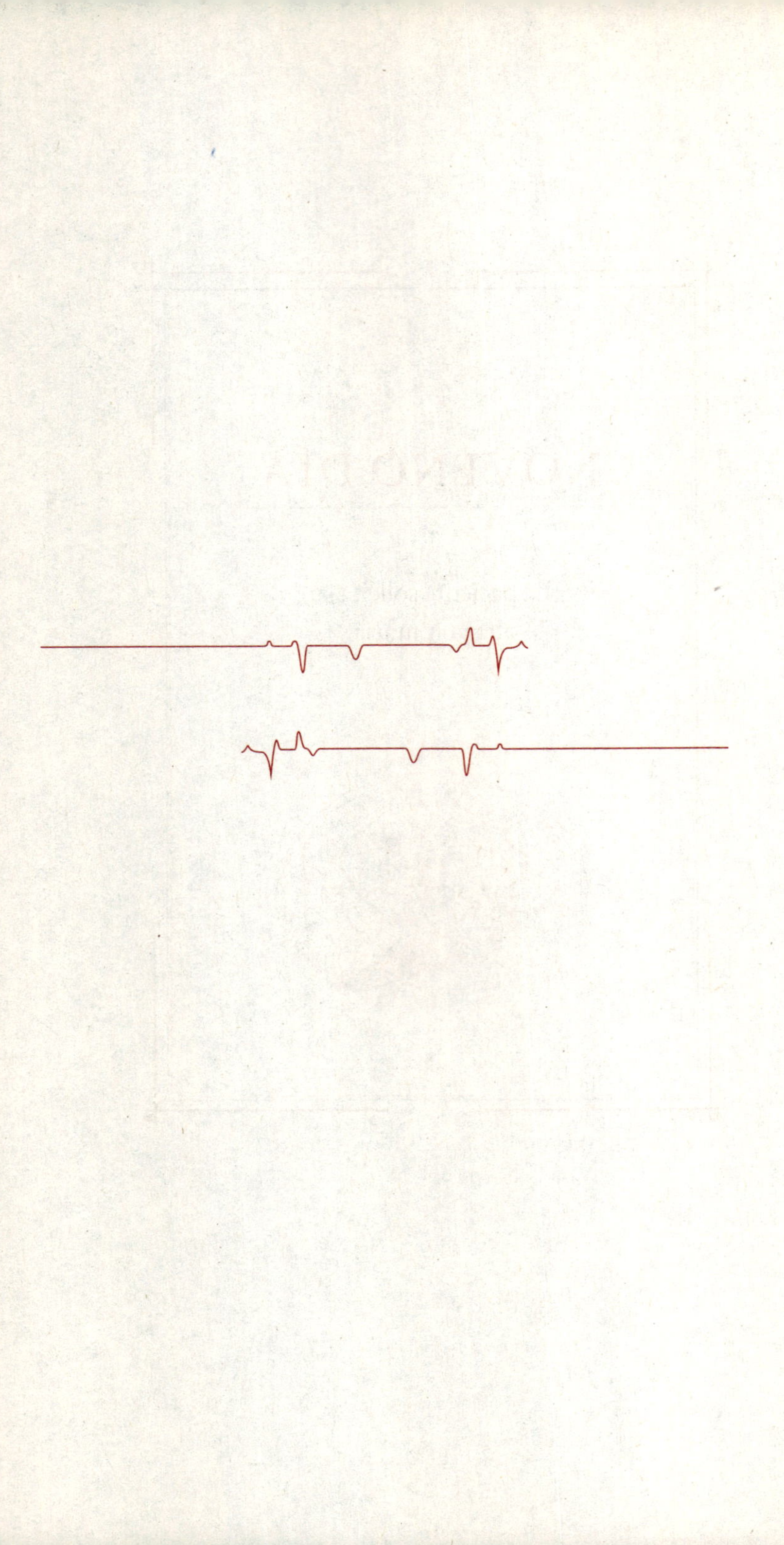

El arte debe consolar al perturbado,
y perturbar al cómodo.

Banksy

¿Cuántos días de internamiento, cuántas interconsultas, cuánto medicamento, para que entiendas que la enfermedad no puede salir si la estás volviendo a besar?

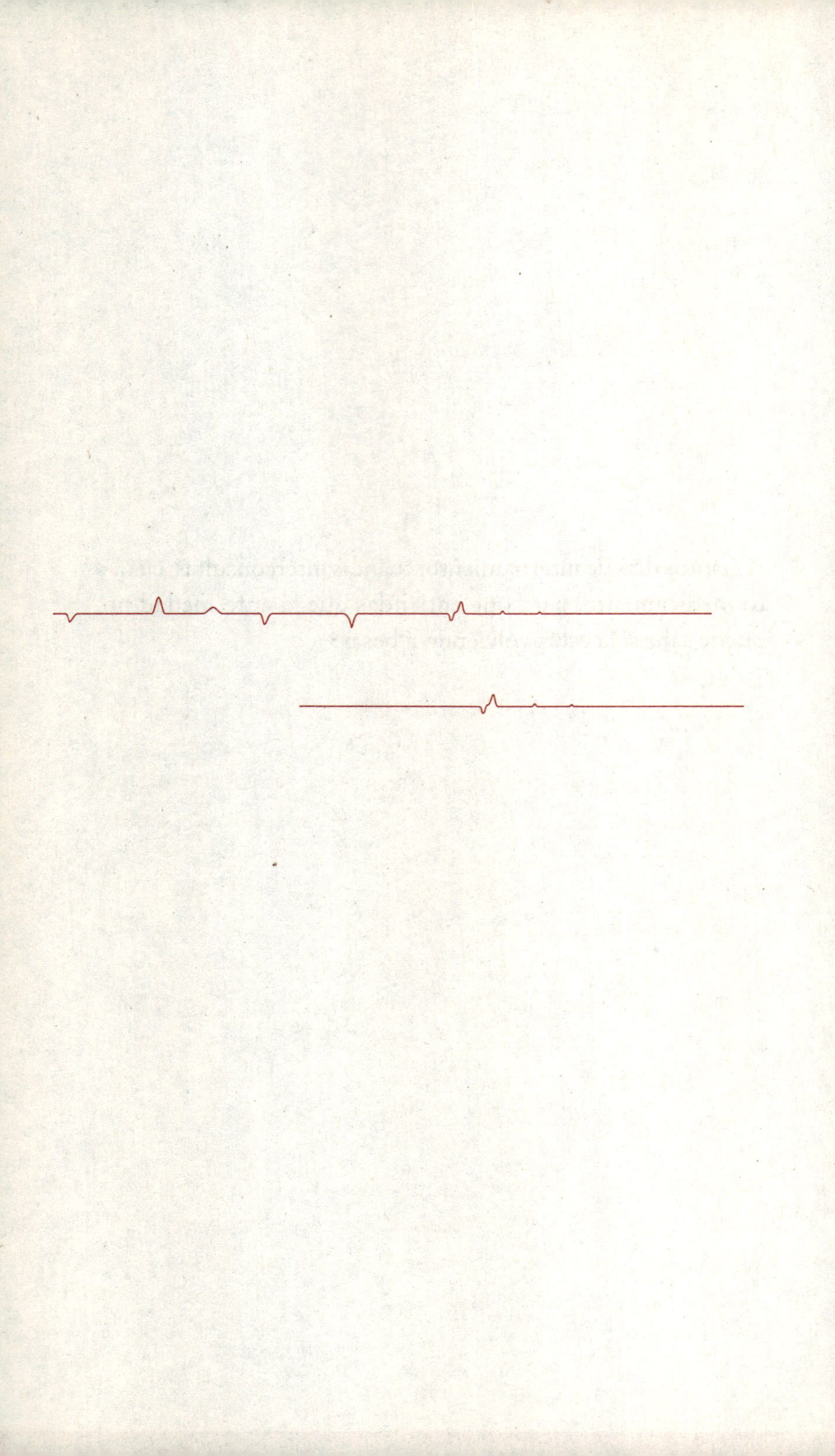

AGRADECIMIENTOS

Desfibrilador salió de mi primera guardia en urgencias, cuando sin yo saber qué hacer, un adscrito me mandó por el DEA. Relevé compresiones y vi el monitor volver a marcar frecuencia. Entre relevos de compresiones, vi cómo el monitor volvió a marcar frecuencia. Horas más tarde, el hombre despertó. Días después pidió su alta voluntaria (no lo recomiendo), y meses más tarde lo vi en el centro comercial. Me impresionó como estuvo a un paso microscópico de la muerte y, como una acción rápida, violenta, y a la vez delicada, lo regresó a la vida. De manera parecida, Dios usó la soledad, la poesía y el quiebre de mi corazón para devolverme a mí. Una semilla no florece hasta que se quiebra, y yo tuve que romperme para que emergiera algo parecido a la poesía. O al menos, su intento. Dicen que no a todo se le puede llamar poesía, pero yo soy un poquito rebelde: le llamo poesía a la enfermedad, a la curación, a una lista del súper, a un guante ensangrentado, a una hoja en blanco o a un libro subrayado. También le llamo poesía a una dehiscencia, enamorarte de un cardiólogo y que te desarme el corazón, enamorarte de un anestesiólogo y que te haga experimentar un nuevo dolor o de un psiquiatra y que te mande con otro psiquiatra (me proyecté).

Este libro fue un accidente. Quería una antología para tener en mi sala y que al tomar café pudiera pensar «publiqué un libro», pero luego llegaron lectores de aquí, de allá, y llegaste tú.

Te agradezco, lector, porque entre muchos libros, esta vez, me diste una oportunidad.

Agradezco a mi esposo, por entender mi alma forense (¿o masoquista?), las veces que exhumo de mi cementerio llamado olvido, a las personas que amé, por el simple hecho de que me sirven para un nuevo poema. (Sabes que te amo, aunque admito que mi razonamiento, mi lógica y mi corazón nunca han sido los pacientes más estables de la sala).

A mi madre, porque no se alteró como imaginé cuando supo que renuncié a mi trabajo para encerrarme en mi taller a terminar de editar un libro.

Gracias a quien ha sido mi brújula, mostrando que la Justicia de los actos más pequeños, la Eternidad del amor, el Sacrificio, la Unidad y la Sabiduría que transforma pueden convertir lo más ordinario en algo extraordinario.

Gracias a Editorial Planeta, por reanimar este libro que yo había mandado a desaparecer. Gracias por devolverlo a la vida.

Gracias Marielo, mi editora, por leerme y escuchar lo que habitaba en mi cabeza con respecto a la nueva piel de *Desfibrilador*, y que, al final, ha resultado mejor.